티 나지 않게
예뻐지는
그녀들의 비밀

서경희 지음

티 나지 않게 예뻐지는 그녀들의 비밀

Beauty

쓰띠성형 메디컬 아티스트
서경희 원장이 말하다

바른북스

Beauty
추천사
★★★★★

요즘 TV를 보면 '열정 만수르'라는 표현이 자주 등장한다. 이 표현을 접할 때마다 저자를 생각하게 된다. 오랜 기간 저자를 보아왔지만, 환자를 대하는 자세와 마음가짐에 흐트러짐 없고 오히려 그 진심이 더욱 깊어짐을 확인했다.

저자가 활동하고 있는 미용성형 관련 학회는 30여 개가 된다. 이는 이 분야에서 저자가 가지고 있는 프로정신을 나타낸다. 20년 넘게 환자를 지켜보면서 한 명 한 명을 단순 환자로 치부하지 않고 환자의 개성과 내재한 아름다움을 이끌어내기 위해 끊임없이 고민하고 연구한다.

그동안 저자가 내놓는 많은 쁘띠 솔루션들은 시장의 기준이 되어왔다. 그 차별성은 저자만의 쁘띠 솔루션 목적을 '환자 만족'에 두고 결과에 200% 만족할 수 있도록 진솔한 진료를 이어왔기 때문이다.

조물주에 의해 빚어진 미인은 1%에 불과하다. 아름다움이 주관적인 기준과 판단을 바탕으로 삼고 있지만, 누구나 가지고 있는 개인의 장점과 매력을 끌어내어 '원석을 보석으로' 만드는 저자의 장인정신에 경의를 표한다.

이 책에서 드러난 자부심 또한 저자의 그 노하우에서 비롯된다.

단순 임상 결과만이 아닌 환자의 진정한 행복을 찾는 '메디컬 아티스트'. 이 책은 미용성형 업계 종사자에게 교과서가 될 것이다.

성형외과 전문의/조병철 박사

해가 바뀌고 나이가 한 살씩 늘어서인지 '예쁘다'라는 말보단 '동안이다'라는 말이 훨씬 반갑게 들리는 때. 나아가 과거와 현재의 미의 기준이 다르듯이 시간이 지나면서 미의 기준은 점점 달라지고 있지만, 하루가 다르게 바뀌는 미의 기준 중 바뀌지 않는 단 하나의 미의 요소가 있다.

바로 '동안'이다.

탱탱한 피부와 주름 없는 얼굴, 그리고 누구나 원하는 탄력 넘치는 동안 피부를 손꼽기 때문이다. 이에 많은 사람이 주름 개선, 피부탄력 증진 등 항노화 기능을 가진 화장품 사용, 혹은 내부 미용 제품들을 섭취하는 등 세월의 흔적을 가리기 위해 큰 노력을 한다.

특히 인체에 해가 없는 실을 피부에 삽입하거나 레이저로 피부에 탱탱함과 탄력을 더해주는 '리프팅 시술'에 대한 수요가 커지고 있는 것 같다. 이 책은 일반인들이 쁘띠시술에 대해 더욱 쉽게 이해할 수 있도록 쓰여 있어 '동안'을 추구하는 사람들의 궁금증을 해소할 수 있을 것으로 기대가 된다.

"닥터생각" 발행인 채성길

동안
(童顔)

동안의 본질적인 의미는?
동(童)이라는 의미에서 나타나듯이 '어려 보이는 얼굴'을 뜻한다.
다만 여기서 '어리다'는 것은 적어도 20대 이상에서의 기준으로,
지나치게 어린 외모보다는
나이보다 몇 살 어려 보이는 수준의 얼굴을 나타내는 데
가장 적합한 표현이다.

미용성형이란 기능적인 것보다 미학적인 면을 우선시하는 시술 혹은 수술이다. 지나온 시간을 되돌아보니, 어느새 20년 이상의 세월이 훌쩍 지나가 버렸다. 그런데도 처음 미용성형을 할 때의 기억들은 여전히 내 머릿속에 군데군데 자리 잡고 있다. 보톡스나 필러, 그리고 지방 이식, 실 리프팅, 각종 레이저 시술 등….

언제나 첫사랑은 아련히 가슴에 남아 있듯이, 첫 시술 환자에 대한 기억은 엊그제 일처럼 선명하게 자리를 잡고 있다. 그리고 새로운 환자를 시술할 때마다 늘 그때를 생각하며 환자에게 더 나은 무언가를 줄 수 있는 나 자신이 되고자 나름대로 노력하고 있다.

나는 처음부터 미용성형을 하는 의사는 아니었다. 보험진료만을 보았던 시절, 나 자신이 비만이 되면서 비만이 무척 불편하고 힘들다는 것을 몸소 느꼈다. 그렇게 스스로 비만약을 처방하면서 살이 빠졌을 때의 그 기쁨과 왠지 모를 자신감을 환자들에게도 느끼게 해주고 싶다는 단순한 생각으로 "살 빼 드릴까요?" 질문하며 시작한 것이 미용성형을 하게 되는 계기가 될 줄은 몰랐다.

살을 빼서 자신감이 생긴 환자들은 이제 보톡스나 필러를 요청했고, 심지어는 지방 이식도 원했다. 그때부터 나는 미용성형을 위해 주말마다 전국을 쫓아다니면서 학회 등 소규모나 대규모의 세미나에 몰입했다.

밤을 새워 놀아보자고 하면 졸리기만 할 뿐이었지만 밤을 새워 환자를 보라고 하면 잘하는 일, 또한 즐거운 일 중의 하나였다. 미용성형의 세계가 나에게는 너무도 즐거움 그 자체였다. 내가 미용성형에 남다른 재주를 갖고 태어난 것을 깨닫게 해준 환자분들에게 지금도 감사드린다.

또한, 오늘도 나를 찾아오는 환자들에게 감사드린다.

시술할 때마다 변화하는 환자의 모습을 보면서 환자도 즐거워하지만, 내가 너무도 행복해짐을 감출 수 없어 나도 모르게 감탄사를 연발하기도 한다. 때로는 내가 환자보다 더 즐거워하는 것 같다.

어떤 이유에서건 아름다움이라는 것은 지극히 주관적이기는 하지만, 미소를 머금게 하고 왠지 나와 타인을 즐겁게 만드는 일임은 틀림없어 보인다.

나는 그런 즐거움을 만끽할 수 있는 나의 직업을 사랑한다.

때로는 힘들 때도 있다. 언제나 누구에게나 만족감을 줄 수는 없는 것 또한 미용성형이다. 그래도 매 순간 최선을 다한다. 환자에게 올바른 가이드와 정확한 설명을 하고, 쁘띠시술은 한 번에 100%의 효과를 기대하지 말고, 70~80% 정도만 하고 쉬엄쉬엄하자고 한다. 다만 수술은 가능한 한 번에 완벽하게 끝내야 하지 않을까 하는 것이 나의 견해다.

　나는 칼을 대지 않는 보톡스나, 필러, 실 리프팅, 각종 레이저 등 많은 의료기기를 이용하여, 큰 얼굴은 작게, 작은 얼굴은 더욱 작고 탄력 있게, 개개인의 장점을 최대한 살려서 매력적이고, 고혹적인 모습으로 변화시키고자, 나는 습관적으로 환자를 뚫어져라 관찰하고 또 관찰한다.

　그래야 변화된 모습과 다음 시술에 대해 계획을 할 수 있기에, 그래야 좀 더 나은 무언가를 표현할 수 있기에 말이다. 환자는 아름다워져서 행복해지고, 행복해하는 환자를 통해서 나 또한 행복해지고…. 오늘도 진료실로 찾아와서 아름다워지고 싶은 사람들에게 행복감을 줄 수 있음에 감사드린다.

2021년 4월
Dr. 서 경 희

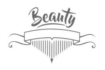

차 례

PART 01 동안(童顔)의 조건?

PART 02 시술 전 환자들이 많이 하는 Q&A BEST 10

PART 03 기본 쁘띠시술에 대한 팁

눈

맺는말

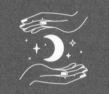

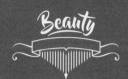

PART

01

동안〔童顔〕의
조건?

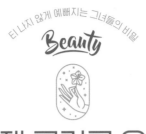

어제 그리고 오늘
동안 미인(美人)들

'화려한 이목구비 vs 자연스러운 분위기', 동안 미인 변천사

운동할 때 가볍게 입는 저지, 겨울마다 찾게 되는 롱 패딩….

시시각각 달라지는 패션을 보면 계절에 따라 유행은 빠르게 변한다. 이처럼 미의 기준도 지속적으로 새로운 트렌드가 접목되고 있다. 얼굴과 몸매에 대한 미적 기준은 시대에 따라 빠르게 변화되고 있으며, 이는 과거보다 좀 더 보편적으로 바뀌는 추세이다.

과거에는 뚜렷한 이목구비와 화려한 외모가 인기를 끌었던 반면, 최근에는 자연스러우면서 자신만의 분위기가 돋보이는 외모가 주목의 대상이 된다.

실제로 과거 성형이나 뷰티 트렌드를 살펴보면 쌍꺼풀이 짙고 큰 눈, 곧게 뻗은 콧대, 뾰족한 턱선 등 이목구비 라인이 뚜렷하게 강조되는 경우가 많았다. 메이크업 트렌드에서도 아이라인을 진하게 그려 큰 눈을 강조하고, 립 컬러를 과감하게 사용하는 등 전체적으로 화려한 분위기가 강조된 모습을 흔히 볼 수 있었다.

하지만 과거보다 다양한 종류의 시술이나 성형수술이 보급된 최근에는 자신만의 분위기를 살리면서 은은하게 아름다운 외모가 트렌드로 자리매김했다. 즉, 이질적이지 않고 자연스러움을 선호하는 경향이 강하게 나타나고 있다.

특히, 요새는 나이보다 어려 보이는 '동안 외모'에 중점을 두면서 내추럴 뷰티가 트렌드로 자리매김했다.

눈 수술만 봐도 그렇다. 화려하고 큰 눈을 선호했던 과거에는 쌍꺼풀 수술 시 절개법으로 라인을 선명하게 잡는 경우가 많았다면, 최근에는 성형외과에서 매몰법을 통한 수술 방법이 주목받고 있다.

피부를 절개하지 않고 눈꺼풀에 매듭을 만든 뒤, 자연유착 쌍꺼풀 라인을 구축하는 매몰 수술법은 수술한 티가 많이 나지 않으면서 큰 이미지 변화를 줄 수 있다.

그러나 이 방법은 수술 라인이 쉽게 풀리는 단점이 있어 과거에는 수술 선호도가 다소 떨어지기도 했지만, 최근에는 이를 보완한 다양한 수술법이 등장해 폭넓게 시도되고 있다.

눈 수술뿐만 아니라 코 수술의 트렌드도 비슷하다. 콧대와 코끝만 높이거나 버선 모양으로 코끝이 위로 솟은 코 모양이 크게 유행했다면, 최근에는 코 성형수술도 어려 보이면서 세련된 이미지를 주는 방향으로 변화되고 있다.

지나치게 높은 콧대와 인위적인 코 모양은 성형수술한 티가 많이 나서 선호도가 떨어지게 되었고, 자신의 이미지에 맞게 높이를 조절하고 콧방울이나 코의 전반적인 모양을 바로잡는 수술법이나 시술이 새로이 유행하게 된 것이다.

또한, 전반적으로 어려 보이는 분위기를 연출하기 위해 이목구비에 집중하기보다는 얼굴에 꺼진 볼륨을 채워 넣는 필러, 지방 이식 등 시술에 대한 선호도가 증가하기도 했다.

성형수술을 받은 티가 나지 않고 자연스러운 분위기를 선호하면서 비수술적인 시술의 비중이 확대되고 있다. 이처럼 트렌드를 좇는 것이 아닌, 개성을 드러내는 움직임들이 새로운 유행을 만들어가는 재밌는 현상이 발생하고 있다.

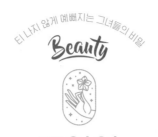

동안의
황금비율은 무엇인가?

동안 얼굴의 비결, 1:1:0.8 황금비율이 중요!

동안 외모를 결정하는 데 있어서 중요한 부분은 바로 '얼굴의 크기와 비율'이다.

실제로 이마가 지나치게 넓거나 하관이 크게 발달했다면 자칫 나이 들어 보일 수 있는 것처럼, 사람의 시야에서 가장 안정적인 인상을 남기는 각도를 바로 '황금비율'이라고 한다.

얼굴을 상, 중, 하안부로 나눴을 때 비율이 1:1:0.8인 경우가 가장 매력적인 황금비율로 볼 수 있다. 과거에는 1:1:1 비율이 가장 이상적인 황금비율이었지만, 최근에는 턱의 길이가 짧은 외모가 동안으로 여겨지는 쪽으로 트렌드가 변화되었다.

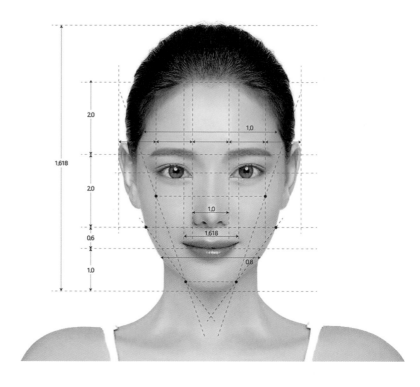

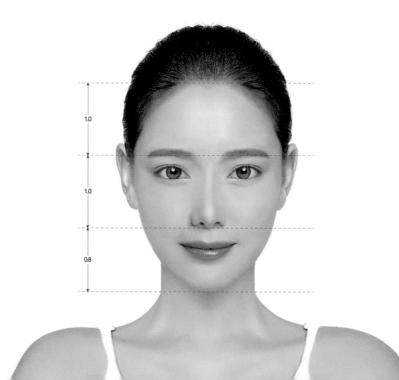

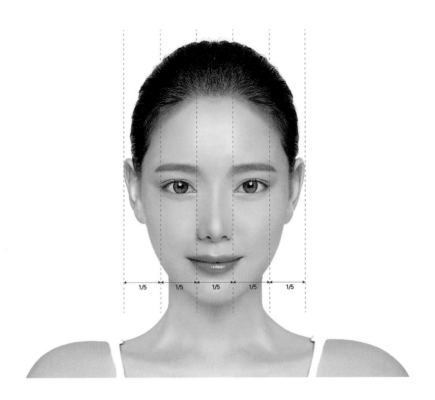

이처럼 1:1:0.8을 얼굴의 황금비율로 볼 때 이마 부분인 상안면부가 6cm 정도라면, 어려 보이는 효과를 극대화할 수 있다. 이상적인 비율로 얼굴의 전체 길이 중 이마가 1/3이 되어야 하는 것처럼, 예쁜 이마는 동안 외모의 중요한 부분을 차지한다.

따라서 넓은 이마를 커버하기 위해 이마 축소술, 모발 이식, 헤어라인 반영구 문신 등 다양한 시술이 등장했으며, 실제로 해당 시술들은 남녀노소를 불문하고 다양한 연령대에서 꾸준한 인기를 얻고 있다.

눈과 눈 사이의 간격에 따라서 동안 이미지가 결정되기도 한다. 미적 기준으로 볼 때 왼쪽 눈과 미간, 오른쪽 눈의 간격이 1:1:1로 정확히 나뉜다면 이는 황금비율에 속한다.

눈의 폭이 좁다면 자칫 답답해 보이는 느낌을 줄 수 있고, 반대로 눈 사이가 먼 경우에는 피곤해 보이는 인상을 줄 수 있다. 이처럼 눈 사이의 간격에 따라서도 전체적인 얼굴 분위기가 달라질 수 있다.

동양인의 눈매는 폭이 좁으면서 가로 길이도 짧은 경우가 많아, 이를 커버할 수 있는 앞트임, 뒤트임 등의 눈 성형이 한동안 주목받기도 했다. 눈매의 길이나 폭과 너비에 변화를 주는 눈매교정술 '트임 성형'은 각도 교정뿐만 아니라, 눈 밑 라인 교정에도 효과를 볼 수 있다.

이처럼 이목구비의 간격, 얼굴 사이즈 등 완벽한 비율에 따라 동안 외모와 아름다운 이미지를 줄 수 있는 것은 어느 정도 사실이다. 하지만 얼굴의 전반적인 분위기나 표정, 이목구비의 조화에 따라서도 인상은 달라질 수 있다. 그러므로 비율에만 집착하는 것이 아닌, 자연스러운 분위기를 갖는 것이 무척 중요하다.

그러니 자신의 개성을 잃지 않고 아름다움을 얻을 수 있는 선에서 동안 외모를 찾아 나가는 것이 현명한 방법이다.

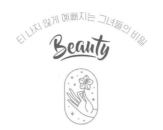

동안의 핵심
'큐트 포인트'를 찾아라

    노화가 두드러지게 진행되는 30대 중·후반 이후 연령대부터는 어려 보이는 방법에 대한 관심도가 더욱더 높게 나타난다. 그래서 이를 겨냥해 동안 외모를 만드는 다양한 미용법과 시술 등이 등장하면서 인기를 끌기도 했다.

    오랜 시간 동안 남녀노소 누구에게나 주목받는 '동안 외모'의 핵심은 무엇일까?

    먼저 얼굴을 상, 중, 하안부로 나눌 때 중안부와 하안부가 짧은 경우, 동안 이미지가 잘 나타난다. 즉, 얼굴 전체에서 코와 턱의 길이가 짧은 경우가 훨씬 어려 보이는 느낌을 주게 된다.

실제로 턱 끝이 길고 갈라져 있는 사람보다는, 턱의 길이가 짧고 도톰하게 볼륨이 있는 사람이 더욱 어려 보이는 경우가 많다. 또한, 코의 길이가 길고 날카로운 사람보다는, 코볼이 통통하고 길이가 짧은 경우 앳된 이미지가 두드러진다.

이와 더불어 인중의 길이가 짧다면 동안 이미지는 더욱 주목받는다. 노화가 진행되면 중력에 의해 피부가 아래로 처지면서 인중이 길어지는 경우가 많다. 이 때문에 인중이 길고 짙게 팬 경우, 자칫 나이 들어 보일 수 있다.

따라서 얼굴의 비율을 따졌을 때 인중이 길거나 코와 턱 길이가 도드라지게 길다면, 인중 축소술 및 코끝과 턱 끝 성형 등을 고려해 볼 수 있다.

보통 나이가 들면 얼굴에 있는 지방이 빠지거나 볼륨이 꺼지는 현상이 나타나기 마련이다. 볼륨이 부족하면 원래의 나이보다 몇 살 더 많아 보이거나 이목구비가 또렷하지 못한 인상을 줄 수 있다.

노화로 인해 소실된 볼륨감은 체중 증량 등 자연적인 방법으로 채워 넣는 데 한계가 있다. 따라서 비교적 지방이 적은 눈 밑이나 관자놀이, 이마 등의 부위에 지방 이식이나 필러 등의 시술로 얼굴의 꺼진 볼륨을 보완할 수 있다.

얼굴 전체에 적당한 볼륨감이 있으면 나이보다 훨씬 어려 보이는 효과를 낸다. 하지만 과하게 볼륨을 채워 넣으면 오히려 부자연스럽고 나이 들어 보이는 역효과를 낼 수 있어 주의가 필요하다.

반면 눈의 모양이 동그랗고 검은색 눈동자가 도드라진 경우에도 어려 보이는 느낌을 준다. 눈의 가로 길이가 길면 다소 날카롭고 예리한 이미지를 주지만, 이와 반대로 눈의 가로와 세로 길이가 같고 눈의 모양이 동그란 경우, 순하고 귀여운 이미지가 돋보이는 효과가 있다.

그 밖에도 동안의 조건으로 입술이 작고 도톰한 경우, 광대가 튀어나오지 않은 경우, 머리숱이 풍성하고 잔머리가 많은 경우, 피부톤이 화사한 경우 등 다양한 조건이 있다.

동안 외모가 무조건 미모로 정의되는 것은 결코 아니므로, 자신의 얼굴 비율에 적합한 선에서 동안 외모를 찾는 것이 중요하다. 생활습관 개선 등의 노력과 함께 철저한 자기 관리를 병행한다면, 더욱 건강하고 아름다운 외모를 되찾을 수 있을 것이다.

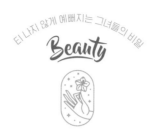

이젠 '오래 살기' 아닌
'젊게 살기' 시대…

\# 회사에서 과장으로 승승장구하는 직장인 여성 A 씨는 올해 50세다. 사회적 위치는 하루가 다르게 팽팽하게 수직으로 상향 곡선을 타는 반면, 피부는 예전과 다르게 하향 곡선을 타며 늘어지고 있다. 특히 처진 볼살과 함께 눈 밑에 반달 모양의 주머니까지 생기며 스트레스가 이만저만이 아니다. 주로 미팅을 해야 하는 A 씨 업무 특성상 사람들과 대면이 중요한데, 이런 증상들로 인해 자신감마저 떨어지고 있기 때문이다.

남성은 물론 여성들의 사회 진출이 늘어나고 그 수명도 연장되면서 외모 관리는 하나의 스펙이 되었다. 이로 인해 젊어 보이고 싶은 욕망은 남녀를 가리지 않고 더욱 높아지고 있다.

티 나지 않게 예뻐지는 그녀들의 비밀

'젊게 살기'가 트렌드가 된 요즘 시대, 이젠 중 · 장년층들의 피부 케어도 공격적으로 변하고 있다. 50대의 피부관리는 어디서부터, 어떻게 해야 하는 걸까?

: 리프팅 레이저

50대의 필수 시술로 첫 번째는 '리프팅 레이저'가 꼽힌다. 노화가 진행되고 있는 피부에 리프팅 레이저 시술을 빼놓고 이야기할 수는 없기 때문이다.

40대부터 눈에 띄게 나타나는 피부 늘어짐, 탄력 저하 등은 모두 리프팅 레이저로 개선할 수 있다. 해당 시술은 주사로 진행되는 시술이 아니므로 통증이 없으며, 멍이 든다거나 시술 직후 티가 나는 등의 부담이 없다는 것이 장점이다.

내가 먼저 말하지 않으면 아무도 모를 정도로 자연스럽게 피부 처짐과 탄력 등을 동시에 개선할 수 있는 시술이므로 노화에 접어든 50대들에겐 리프팅 레이저가 필수다.

시술 방법 및 간격 등은 리프팅 레이저 종류에 따라 달라질 수 있는데 보통 2~4주 간격으로 3회 정도 받는 것이 권장된다.

: 눈꺼풀 실 리프팅

처지고 탄력 없는 눈매, 자글자글한 주름이 많으면 본래 나이보다 더 나이 들어 보일 수 있다. 많은 분이 이를 개선하고자 기능성 화장품을 통해 열심히 관리한다. 하지만 큰 효과를 보기가 어려우며, 수술하기에는 부담감을 느끼시는 분들이 많다.

탱탱하고 탄력 있는 동안 눈매를 만들 수 있는 트리플 눈매교정은 비수술, 비절개 방식으로 진행하며 피부를 당겨주고 주름 주변 피부들을 다듬어 처진 눈가의 깊은 주름과 잔주름 개선에 큰 효과를 선보이고 있는 시술이다.

단순히 주름을 펴주고 탄력 있게 만들어 주는 것 외에도 피부 속 콜라겐 생성을 유도하여 오랫동안 탄력 있는 동안 눈매를 가질 수 있다는 것이 큰 장점이다.

또한, 개개인의 피부탄력과 눈꺼풀 두께, 피부 처짐 등 다양한 조건들을 고려하여 리프팅 강도, 삽입하는 실의 수량, 시술 부위 간격 등을 꼼꼼하게 조절하여 맞춤 시술을 진행하므로 시술 후에 만족도가 높으며, 드라마틱하고 자연스러운 눈매 변화를 기대할 수 있는 특징이 있다.

시술 방법으로는 먼저 까치발 주름, 눈 위 꺼진 볼륨, 눈 밑 주름, 다크서클 부위에 스프링 형태의 녹는 실을 삽입하여 깊은 주름 개선과 함께 실이 녹으면서 자연스럽게 콜라겐이 생성되어 꺼진 볼륨 개선 효과를 볼 수 있다.

그다음으로, 프렉사를 이용해 눈가 주름 주변 피부 볼륨을 다듬어 잔주름을 개선하고 콜라겐과 엘라스틴 재생을 유도하여 피부탄력을 개선할 수 있다.

마지막으로, 코레지셀핏으로 진피층 환경을 개선하여 눈가 근육 강화, 피부 두께 및 탄력 증진, 피부 톤 개선 효과를 선보이고 있어 한 번의 시술로 다양한 효과를 경험하실 수 있다.

수술 없이도 상안검, 하안검 수술과 같은 효과를 원한다면, 혹은 눈 처짐이 고민이거나 수술이 부담스럽거나 다양한 눈매 처짐과 잔주름 등으로 인해 인상을 변화시키고자 한다면 트리플 눈매교정 시술로 개선을 볼 수 있다.

: 눈 밑 지방 재배치

50대가 되면 피부가 얇아지는 특징이 생기는데, 눈 밑도 예외는 아니다. 눈 밑 꺼짐 현상이 도드라지는 때가 보통 50대부터이다.

보통 눈 밑 지방 재배치는 수술적인 방법으로만 해결할 수 있다고들 흔히 알려져 있으나 시술로도 해결 가능하다는 것이 전문의들의 의견이다.

심하지 않은 경우는 꺼진 부위를 필러나 콜라겐으로 채우고, 지방 분해 주사와 PN 또는 PDRN 주사 등으로 다크써클을 해결하는 시술적 방법도 고려해 볼 수 있다.

또한, 플라즈마를 이용하거나 공명파 등을 이용하여 눈 밑 피부의 탄력이나 주름을 완화하는 눈매교정이라는 시술을 통해서도 어느 정도는 해결할 수 있다.

수술은 1회로 해결하는 것이지만, 시술은 여러 번 해야 만족을 얻을 수 있다. 때문에 더욱 정교히 다듬어 갈 수 있는 매력은 수술이 아닌 바로 시술이다.

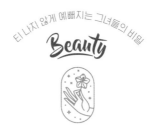

흑인이 동안인 이유가 있다!
동안의 3가지 조건

    오랜만에 공식 석상에 얼굴을 드러내는 할리우드 백인 배우 중에는 깜짝 놀랄 정도로 10년은 더 늙어 보이는 경우가 있다. 확 늘어난 주근깨부터 자글자글한 잔주름까지 보인다.

    반면, 흑인 배우들은 세월의 흐름과 발맞춰 걷지 않는다. 심지어 피부의 주름은 찾아보기 힘들고 10년 전과 별반 다를 게 없어 보인다. 40~50대가 되도 피부탄력이 거의 그대로인 흑인들은 그 차이가 백인과 비교해 봤을 때 하늘과 땅 차이이다.

    왜 흑인들은 피부가 늙지 않는 걸까?

    이를 알기 위해서는 먼저 피부 노화를 결정하는 대표적 3가지 요인을 알아야 한다. UV 자외선, 피부의 보습력, 재생능력이 바로 그것이다. 이 3가지 요소가 피부 노화를 결정하는 데 결정적인 역할을 한다.

먼저 자외선 차단의 경우, 백인은 20대 중후반만 돼도 피부에 잔주름이 많이 생기는 것으로 되어 있지만, 흑인은 그렇지 않다. 흑인들은 얼굴색 자체가 멜라닌 색소 덩어리로 자외선 보호막이다 보니, 이들에게는 이런 잡티, 기미, 주근깨 등이 없다. 그 자체로 만들 필요가 없는 이유에서다. 다음으로 황인, 백인이 자외선에 취약해 피부 보호 능력이 상대적으로 떨어진다는 것이 의료계의 설명이다.

이런 이유로 주근깨나 잡티가 백인에게서 많이 생겨나는 것이며, 황인은 기미나 잡티 등이 생기는 경우가 흔하다. 피부가 가진 보호 본능으로 인해 색소들을 만들어 여러 가지 보호장치, 즉 우산들을 펴는 기능이 있어 이런 '색소 병변'들을 만드는 것이다.

또한, 피부재생능력에서 흑인은 인종별로 가장 좋다고 알려져 있다. 기본적으로 피부는 흑인, 황인, 백인 순으로 재생능력이 좋다는 의학계의 연구 결과도 전해진다.

그렇다면 황인종으로 태어난 한국인으로서, 흑인만큼은 아니더라도 피부 노화를 늦추기 위해서 어떤 점을 주의해야 할까? 노화를 결정짓는 이 3가지 요인만 잘 잡아줘도 동안으로 갈 수 있다는 것이 전문의들의 설명이다.

: 첫째, 자외선 차단

우선 자외선을 잘 차단하는 것이 피부 노화를 예방하는 지름길이다. 이미 많이 알려진 대로 매일 꾸준히 자외선 차단제를 바르는 것이 좋고, 될 수 있는 대로 실내에서도 꼼꼼히 발라주는 것이 좋다. 자외선 영향이 피부에 누적되면 될수록, 자외선 차단제를 바른 사람과 그렇지 않은 사람 간의 노화 정도 차이가 발생하는 시점이 온다.

: 둘째, 수분 보유력 유지

다음은 피부의 '수분 보유력'을 잘 유지해 줘야 한다. 피부는 크게 표피와 진피로 나눌 수 있는데, 진피에 있는 피부의 수분 보유력이 많으면 많을수록 피부의 수분도는 높아지게 된다. 한 마디로 우리가 늘 원하는 '촉촉한' 피부를 갖게 되는 것이다.

통상 피부과에서 받는 레이저 치료 등으로 피부가 촉촉함을 느끼게 되는 이유는 피부 내 진피에 대부분 수분을 보유하고 있기 때문이다. 레이저를 통해 이 진피층을 재생시켜 주므로 진피에 교원질 섬유가 많이 보충되고, 재생될수록 피부 속 수분이 더 많이 채워지는 것이다.

땅이 갈라지듯 피부에 가뭄이 오게 되면 건조해지기 시작하고 갈라지기 시작한다. 그러므로 수분 충전을 위해서는 일상에서 물을 많이 마셔야 한다. 단, 커피는 이뇨작용을 활발히 시켜 수분을 되려 배출시키므로 피부가 건조해질 위험이 있다.

: 셋째, 피부의 재생력 강화

우리 피부는 세포들이 노화가 되는 과정에서, 피부 세포가 점차 죽으면서 탈락하고 체외로 배출되게 된다.

피부 세포가 죽은 만큼 새로운 피부 세포나 조직들이 그 자리를 메꿔주어야 하지만, 노화 현상은 당연히 그 자리를 다 메꿔줄 수가 없다.

선천적으로 피부가 좋은 사람은 재생능력이 좋을 수밖에 없다. 그렇지 않은 사람들은 레이저 치료 등과 같은 인위적 자극을 통해 피부의 재생능력을 올려야 한다. 그렇게 하다 보면 피부 노화를 늦출 수 있다.

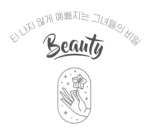

나이에 따라 안티에이징 관리도 달라져야 한다

미의 기준 가운데 동안을 중시하는 사회적 트렌드에 따라, 20대부터 안티에이징에 관심을 가지는 여성들이 늘어나고 있다. 하지만 무턱대고 안티에이징 시술을 받거나 고농도 영양크림을 바르는 것보다는 연령별 피부 특성을 고려해 적합한 관리법을 찾는 것이 더 효과적이다.

20대는 아직 본격적으로 노화가 시작되지 않았지만, 외부활동이 활발한 시기이므로 자외선 차단에 신경 쓰는 것이 좋다. 20대에 멜라닌 색소와 피부 손상을 최소화해야 30대부터 안티에이징 관리를 할 때 유리하기 때문이다. 또한, 피부에 별문제가 없다고 해서 안심하고 화장을 지우지 않은 채 잠을 자거나, 건조한 실내에서 보습 제품을 바르지 않는 행동은 피부 노화를 부추길 수 있으므로 자제해야 한다.

20대 후반부터 콜라겐 감소는 시작된다. 그러므로 20대는 현재 피부 상태를 유지하고 보존하는 데 주력하는 것이 매우 현명하다. 시술이나 수술이나 모두 신중하게 결정하고 시행해야 후회가 적다는 것을 조언한다.

30대에 들어서면, 노화의 흔적이 드러나기 시작한다.

보이지 않던 눈가 잔주름은 많아지고 피부탄력이 확실히 줄었음을 자각하는 시기이다. 입가나 눈가와 같이 피부가 얇은 부위를 중심으로 주름을 관찰할 수 있어 20대 때 그다지 신경 쓰지 않던 사람들도 서서히 신경이 쓰일 수밖에 없다. 안티에이징 관리를 위해 화장품이나 홈 케어 기기 선택에도 신경을 쓰되, 유난히 주름이 도드라지는 부위를 중심으로 레이저 시술을 받으면 도움이 된다.

본격적인 리프팅이나 잔주름 시술을 해주어야 하는 경우도 있고, 대부분은 가볍게 한두 번 리프팅 시술과 2~3개월 간격으로 시술을 받음으로써 유지 혹은 20대의 젊음을 되찾을 수 있다.

40대는 흔히들 사진 찍기를 싫어하는 나이다. 피부 진피의 지지대 역할을 하는 엘라스틴 구조들이 무너지고, 콜라겐의 소실은 더욱 가속화되며, 히알루론산 감소로 주름은 더욱 짙어지고, 탄력이나 생기가 확실히 무너져 가는 것을 실감하게 된다. 또한, 자반과 피지선 과형성, 일광흑자, 검버섯, 광선 각화증 등이 보일 수 있다.

티 나지 않게 예뻐지는 그녀들의 비밀

30대까지는 시술을 위주로 하였다면, 수술과 시술 사이를 많이 고민하게 되는 나이가 40대이다. 수술하자니 무언가 억울한 생각도 들고 5~10년 이상을 보장하는 수술은 존재하지 않는다는 것도 알기에, 또한, 수술해도 시술로써 유지하고 보강해 가야 함을 잘 알고 있다.

그러니 40대부터는 피부탄력을 보완하기 위해 더욱더 적극적인 조치가 필요하다. 대부분이 필러나 보톡스 등 주름을 완화하고 볼륨감을 채워주는 쁘띠 성형뿐만 아니라, 실 리프팅과 같이 더 강력한 리프팅 시술을 찾게 된다.

50대가 되면 생리적으로도 많은 변화를 가져와 걷잡을 수 없는 스트레스를 느끼는 연령대임이 틀림없어 보인다. 생각지도 못한 목주름으로 스트레스가 더 가중되고, 대부분은 폐경이라는 반갑지 않은 손님도 맞이해야 한다. 폐경이 되면 피부의 탄력은 걷잡을 수 없이 감소하며, 진피 두께도 매우 얇아진다. 또한, 폐경으로 인해 잘록한 허리는 어디로 갔는지 찾기 어려워진다. 그러다 어느덧 타이어 하나 두른 느낌의 일자 허리로 변하고 있는 모습을 보게 된다. 시술해도, 수술해도 효과가 이전만 하지 못하다고 느끼는 나이가 바로 이때가 아닌가 싶다.

이때는 지금까지 마음껏 맞았던 보톡스도 매우 신중하게 고민하면서 조심조심 맞아야 하는 시기다. 자칫 욕심을 내면 주름은 사라져도 눈이 무거워 일상생활도 힘들고, 잠 오는 눈처럼 축 처져버리기 때문이다. 그래서 혹여 보톡스를 맞더라도 피부의 탄력이나 주름을 펴는 시술을 병합하는 것이 효과적이다.

더불어 일시적이 아니라 근본적으로 피부를 건강하게 만드는 시술들이 필수조건이다. 피부의 진피 환경을 개선하기 위해 스킨부스터도 30~40대보다 더 자주, 더 적극적으로 시술하고, 리프팅을 위해 실도 걸고, 레이저도 하고, 필러나 콜라겐 부스터도 보다 적극적으로 시술하게 되는 시기이다.

또한, 50대 이상이 되어 피부에 기미, 검버섯 등이 나타나면 레이저로 관리해 주는 것이 좋다. 레이저 토닝, 피코스 레이저, 셀렉 레이저 등이 기미, 검버섯 제거에 사용하는 대표적인 방법이다. 레이저 시술을 통해 주변 피부조직의 손상을 줄이고 시술 부위의 탄력을 증진시키는 효과를 기대할 수 있다.

20~30대부터 꾸준히 가꾸어 온 사람과 50대 때부터 가꾸기 시작한 사람은 차이가 날 수밖에 없다. 그래도 실망할 필요는 없다. 조금 느리더라도 아예 안되는 것은 아니다. 시술의 횟수나 시간이 좀 더 많이 요구될 뿐이다. 이에 대해 충분히 이해해야 만족할 만한 결과를 얻을 수 있다.

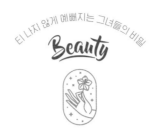

연예인들이 가장 많이 받는 동안 시술_BEST 3

브라운관 속 연예인은 누구보다 트렌드를 한발 앞서나가야 하는 직업 중 하나다. 가끔 오랜만에 TV 출연한 연예인들을 보다 보면 '왜 옛날보다 더 이뻐졌지?', '왜 늙지 않을까?' 등의 궁금증이 생기는 경우가 허다하다.

이들은 도대체 어떤 시크릿 관리를 받길래 방부제 미모를 유지할 수 있는 걸까? 연예인들이 사랑하고 또 가장 많이 받는 시술들을 알아보자.

첫 번째 시술은 '실 리프팅'이다.

"뭐야. 실 리프팅은 너무 대중적이고 흔한 것 아냐?"라고 반문할 수 있지만, 우리가 잘 알고 있고 자주 받는 리프팅과는 좀 다르다.

많은 대중 앞에 서야 하고 오랜 공백기를 가질 수 없는 직업 특성상, 시술 후 얼굴에 멍이 들거나 붓는다든지 회복 기간이 길다고 하면, 그 시술이 아무리 좋다고 하더라도 받기 난감한 게 현실이다.

따라서 즉각적인 효과와 더불어 멍이 들지 않으면서 드라마틱한 만족도를 얻을 수 있는 시술이 실 리프팅이다. 그러나 분명 '멍이 들고 티가 많이 날 텐데 어떻게 그런 리프팅이 존재할 수 있지?'라며 여전히 의심하는 사람들이 있을 것이다.

질문의 해답은 바로 리프팅 시술 '부위'에 있다.

우리가 흔히 병원에서 받는 리프팅은 통상적으로 턱부위 아래쪽부터 시작해서 볼 쪽으로 처진 살들을 올리기 위해 얼굴선을 따라 시술이 들어간다. 그래서 해당 시술 후에는 보통 멍이 들고 부기가 올라오면서 회복기가 필요하다.

하지만 연예인들의 경우, 실 주입은 아래쪽으로 하지 않고 '헤어라인'부터 시작해 두피 쪽으로 얼굴을 당겨주는 방법을 사용한다. 그렇게 하면 시술받은 부위가 울룩불룩하거나 멍이 들지 않아 다음 날부터 바로 일상생활이 가능하며, 효과도 일반적인 실 리프팅보다 최대 80%까지 좋다.

두 번째 시술은 '스킨부스터'이다.

이전에도 그랬고 지금도 그렇듯이, 물광 주사의 명성은 매우 독보적이다. 물광 주사의 주성분은 히알루론산이다. 요새는 히알루론산 외에 리쥬란힐러나 다른 콜라겐 부스터를 많이 사용하고 있다.

스킨부스터는 주사로 허가된 것이 그리 많지가 않다. 현재 주사로 허가된 PN 성분의 리쥬란힐러, PDRN 성분의 연어 주사가 대표적이라 할 수 있다. 본인의 혈액에서 직접 채취해서 얻는 PRP 주사도 대표적으로 허가된 주사제이다.

나머지 수도 없이 많은 샤넬 주사, 밀라노니, 아기 주사니 하는 대부분의 스킨부스터는 화장품으로 허가를 받아서 주사로 사용할 수는 없고, 시술이나 다른 보조기구를 동반하여 피부에 흡수되도록 하는 방법을 사용하고 있다.

세 번째 시술은 '인모드 리프팅'을 꼽을 수 있다.

요즘 일반인들 사이에서도 트렌드한 시술로 떠오르고 있는 것 중 하나인 이 인모드 리프팅은 통증이 없으면서 리프팅 효과가 상당해 인기를 끈다.

또한, 장기간의 유지력을 갖고 있다는 장점과 윤곽주사로 여러 번

해야지만 빠졌던 볼살이나 이중턱을 짧은 시간 안에 드라마틱하게 제거해 준다는 점에서 이목을 집중시키고 있다. 입가에 통통하게 불독처럼 나와 있는 볼살 또는 심술 난 사람처럼 튀어나와 보이는 볼살에 대해서도 지방세포를 소멸시켜 주면서 좋은 효과를 보여준다.

슈링크 시술을 받으며 이른바 '볼 꺼짐' 걱정을 했던 사람이나, 조금 더 긴 유지 기간 또는 좋은 효과를 원한다면 한번 고려해 보는 것도 좋은 방법이 될 수 있다.

마지막으로 당부하고 싶은 것이 있다. 피부 노화의 대표 주범은 자외선과 흡연이다.

자외선에 노출되면 피부의 진피층 내 탄력을 담당하고 있는 엘라스틴과 콜라겐이 파괴된다. 그 결과, 잔주름이 생겨나거나 피부의 탄력이 떨어진다. 멜라닌의 과잉생성으로 기미나 주근깨와 같은 색소침착이 생겨나기도 한다.

흡연이 피부에 끼치는 악영향에 대해서는 아무리 강조해도 지나치지 않을 듯하다. 각질층의 수분함량을 떨어뜨려 건조하게 하고, 에스트로젠을 감소시켜 피부를 위축시킨다. 흡연은 특히 여성 피부의 노화를 촉진하고, 여성 피부의 주름과 흰머리는 하루 한 갑 이상의 담배를 피운 횟수에 비례하는 것으로 알려져 있다.

그 외에도 하부 진피층까지 광범위한 탄력 섬유의 변성, 진피의 변화 소견은 호중구 탄력 섬유 분해효소 활성의 증가, 만성적인 진피의 허혈 상태, 전구산화물질로서의 흡연 물의 작용 등을 들 수 있다.

대표적인 피부 노화 증상으로는 주름이 있다. 피부 진피 속의 콜라겐 섬유와 탄력 섬유에 문제가 생겨 수분이 감소, 탄력이 떨어지면서 피부가 접히는 현상을 주름이라 한다.

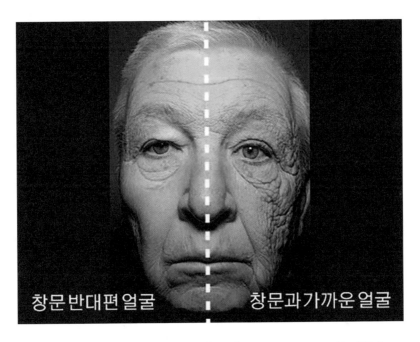

69-year-old former truck driver shows the effects of sun exposure on one side of his face.
(Image: © Jennifer Gordon/NEJM)
미국서 28년간 배달 트럭을 운전한 69세 남성의 얼굴 모습[국제학술지 NEJM 논문 발췌]

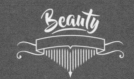

PART
02

시술 전 환자들이
많이 하는 Q&A BEST 10

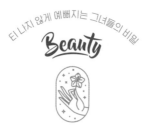

'가성비 끝판왕' 시술,
어떤 것이 있을까요?

최근 다양한 시술들이 많이 개발되면서 수술이 부담스러운 사람들에게 많은 인기를 얻고 있다. 수요가 늘자 예전보다 대체로 시술들의 가격도 저렴해지고 후기가 늘어 그 효과도 크게 보증된 상태다.

그러나 시술의 종류가 하도 많아서 아직도 어떤 시술이 있는지 잘 모르고, 시술 후기를 일일이 찾아보기 힘들다면, 지금부터 집중하자. 가격 대비 10배에서 20배까지도 효과를 볼 수 있는 이른바 '가성비 끝판왕' 피부과 시술 TOP 5에 대해 소개한다.

: 1위, 보톡스

간단한 시술로 얼굴이 젊어지는 효과를 빠르게 얻는 것은 뭐니 뭐니 해도 턱 보톡스다. 필러나 리프팅 등 다른 여타 시술들에 비해 비용부담이 현저히 적으며, 시술 통증도 없다는 장점이 있다. 시술 후에도 기본적인 일상생활이 가능한 만큼, 폭넓은 연령층에서 유행을 타지 않고 변함없이 인기를 얻고 있다.

보톡스는 특히 미간이나 눈가 주름, 표정 주름, 깊은 주름, 얕은 주름 등 주름에 가성비가 좋으며, 효과 또한 뛰어나다. 침샘 보톡스 등의 이름으로 사각턱이나 무턱과 같이 턱이 짧거나 뒤로 밀린 경우, V 라인이나 턱선 정리에 매우 효과적이다. 종아리나 승모근처럼 제법 큰 근육을 줄이는 데도 효과적이다.

요즈음은 '스킨 보톡스'라는 이름으로 얼굴 전체 혹은 부분적으로 소량을 얇게 주사하여 주름뿐만 아니라 얼굴선을 더욱 갸름하게 만들고 원하는 라인을 잡아줄 수 있어 인기가 매우 높다. 다만 3~4개월마다 주기적으로 시술하여야 만족도를 높일 수 있다.

: 2위, 필러

필러는 얼굴의 볼륨은 살리고, 불필요한 라인은 정리하여 촉촉한 피부를 만들고, 짧은 시간에 원하는 바를 이룰 수 있다. 꺼진 이마나 살리고 싶은 하트 존, 무턱, 애교, 입술 등 원하는 곳에 원하는 대로 볼륨과 모양을 만들 수 있는 가성비 좋은 시술 중 하나이다. 다만 너무도 넘쳐나는 필러 홍수 시대에 본인에게 맞는 것을 선택하여야 함은 매우 중요한 사항이라 할 수 있다.

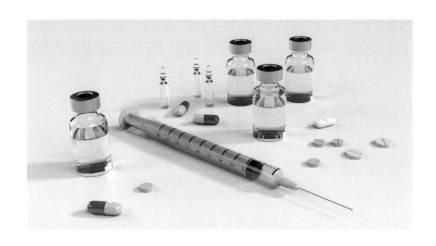

: 3위, 스킨부스터

스킨부스터 하면 가장 먼저 떠올리는 것은 물광 주사이다.

물광 주사의 주성분은 히알루론산이다. 히알루론산은 1,000배 이상의 수분을 저장하고, 체내수분의 300배의 수분 보유력을 가지고 있으며, 피부탄력·보습 정도는 가장 외층인 표피의 각질층에 존재하는 수분과 진피에 존재하는 콜라겐에 의해 유지되는데, 이들 요소는 나이가 들어갈수록 점점 소실된다. 이때 수분을 많이 함유한 히알루론산을 주사하면, 피부의 보습도와 탄력도가 개선되면서 리프팅 효과도 기대할 수 있다.

가장 가성비 좋은 스킨부스터는 단연코 PRP 자가혈 재생술이라 할 수 있다. 재료를 환자의 혈액에서 채취하여 얻는다. 본인의 것이므로 이물 반응도 일어나지 않으면서, 재생능력이 탁월한 효과를

티 나지 않게 예뻐지는 그녀들의 비밀

가진 PRP는 오랫동안 사랑을 받아왔으며 지금도 여전히 선호도가 높은 주사이다.

요즘 가장 주목을 받는 주사로 허가된 스킨부스터를 꼽으라 한다면 '리쥬란힐러'이다. 최근에는 눈가 전용 리쥬란아이도 나와서 많이 알려지고, 사람들이 선호하는 시술 중 하나라 할 수 있다.

그 외에 이름만큼 유명한 샤넬 주사 등은 모두 화장품으로 허가된 것이라 주사로는 시술이 되지 않지만, 다른 방법으로 피부에 침투시킬 수 있다. 아직 비용은 비교적 고가라 대중적이지는 못하다.

: 4위, 슈링크

가성비 좋은 리프팅 시술 중에 단연코 슈링크를 빼놓을 수는 없다.

이미 슈링크는 가성비 좋기로 입소문이 나 있다. 얼굴 리프팅 중에서 인기를 끄는 울쎄라, 더블로 리프팅 등 많은 시술 중에서도 특히 슈링크의 수요가 높다. 이전에는 가격대가 좀 나갔지만, 지금은 많이 내려간 편이다.

볼살 처짐이 있거나 얼굴 피부가 늘어진 느낌이 드는 사람, 얼굴이 크다는 생각이 드는 사람이라면 슈링크 시술을 받아보는 것을 추천한다.

슈링크 리프팅의 효과는 처음에만 한 달 간격으로 3회 시술을 권장하며, 그 이후엔 짧게는 3개월에서 길게는 6개월 정도 유지되므로 탄력을 관리하려면 주기에 잘 맞춰 시술을 받는 것이 좋다.

: 5위, 레이저 토닝
20대부터 찾아오는 반갑지 않은 손님, 바로 '색소침착'이다.

가장 가성비 좋고 효과적인 시술은 역시 레이저 토닝이라고 할 수 있다. 다만 단순히 토닝만으로 모든 색소를 없앨 수는 없다. 그래도 티 없이 맑고 깨끗한 피부를 위해서 결국 진피 환경의 개선이 필수임은 아무리 강조를 해도 지나치지 않는다 할 것이다. 사람들이 알고 있는 슈링크는 리프팅 목적이 아닌 진피 환경 개선을 위해서도 매우 효과적이고, 공명파를 이용한 코레지 시술도 더해진다면 진피 환경은 더욱 좋아져서 맑고 고운 피부를 갖게 하는 데 한몫하게 되는 것임을 강조하고 싶다.

각각의 시술은 주요임무가 있듯이 거기에 부수적인 효과를 더해서 완성도를 높이는 시술을 하는 것은 순전히 의사의 재량이라 할 수 있다.

늘 하고 싶은 이야기 중 하나이지만, 의료기구나 재료는 그저 도구일 뿐이다. '이 도구를 누가 누구에게 어떻게 적용을 해서 어떻게 원하는 바를 이루어 낼 것인가?'가 핵심이다.

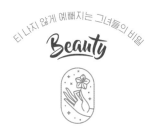

티나지 않게 예뻐지는 그녀들의 비밀

결혼 전 꼭 받아야 하는 시술은 뭐?

결혼식을 앞두고 설레기도 하지만, 그만큼 여성들에게 고민도 많은 시기다. '365일이 다이어트'인 여자들은 결혼식을 앞두고 다이어트를 한층 더 끌어올려 스파르타식으로 해야 하는 이유다.

그런데 다이어트만으론 늘 꿈에 그려오던 웨딩드레스 핏이 안 나오는 경우가 많고, 살도 내 맘대로 빠지지 않는 경우가 대다수다. 이 때문에 예비신부들은 시술의 도움을 받고자 피부과를 찾게 된다. 결혼 전, '이것만은 꼭 해야 하는' 시술에는 어떤 것이 있을까?

: 보톡스

가장 기본적으로 꼽히는 것이 '보톡스'다. 대부분 보톡스라고 하면 얼굴의 주름을 제거하는 목적으로만 생각하지만, 그렇지 않다.

요즈음은 사각턱부터 승모근, 침샘, 그리고 '팔뚝 보톡스'까지 있을 정도로 그 종류가 무척이나 다양하다. 그중에서도 예비신부들에게 추천하는 보톡스는 바로 턱, 승모근 그리고 팔뚝 보톡스다.

많은 예비신부가 하는 사각턱 보톡스는 근육이 발달한 사각턱 부위의 교근에 주입하여 근육 사용을 억제해 근육을 축소하는 방법인데, 쉽게 말해 턱 근육을 줄여주는 효과가 있다. 결혼 전 얼굴이 각져 보이거나 커 보여서 갸름한 얼굴이 되고 싶다면, 가성비 효과를 크게 볼 수 있는 게 바로 이 턱 보톡스다.

승모근 보톡스는 예비신부들이 어깨 라인 교정을 위해 결혼식 전에 많이 고려하는 시술이다. 보통 결혼식 드레스는 오프숄더, 즉 어깨가 드러나는 디자인의 드레스가 많기 때문이다. 어깨 뒤부터 어깨로 이어지는 두툼한 부분이 직선으로 떨어지지 않고 사선으로 이어진다면 승모근 보톡스를 맞는 것이 좋다.

마지막으로 추천되는 것이 바로 팔뚝 바디 보톡스다. 많이 알려지지는 않았지만, 효과는 가장 좋다는 것이 의료계의 설명이다. 보통 웨딩 촬영 같은 경우는 포토샵이 가능해서 얼마든지 내가 원하는 만큼 몸을 만들 수 있지만, 본식에선 실물 승부를 겨뤄야 하기에 포토샵 따위는 없다.

민소매에 오프숄더 디자인이 대부분인 웨딩드레스를 입기 위해서

티 나지 않게 예뻐지는 그녀들의 비밀

는 얇은 팔뚝이 필수이므로 감추려고 해도 감출 수 없는 이 부분을 자신 있게 내놓기 위해서 짧게는 3개월에서 6개월 전부터 팔뚝 보톡스를 맞는 것이 본식 실물 승부에 효과적이다.

: 지방분해 주사

보톡스 다음으로 추천되는 것이 지방분해 주사다. 단기간에 뱃살, 허벅지, 옆구리 등과 같은 특정 신체 부위는 식이요법이나 운동으로는 빼기가 거의 하늘의 별 따기 수준이다.

예비신부에게 무엇보다 중요한 것은 드레스 핏이므로 드레스가 예쁘게 어울릴 만한 몸매가 우선되어야 하고, 이를 위해 몸의 군살을 빼줘야 한다.

결론적으로 결혼식 전에 빠른 효과를 보기 위해서는 지방분해 주사를 고려해 보는 것을 추천한다. 지방분해 주사는 체내 지방을 분해해 몸 밖으로 배출시켜 주는 시술로, 과정도 간단하고 일상생활에 지장이 없다고 알려져 있으며 관리만 잘해준다면 오랜 시간 유지가 가능하다는 게 장점이다.

옆구리살이 접히는 사람들을 비롯해 드레스를 입었을 때 허리부터 골반까지 떨어지는 라인이 일자이거나 뱃살이 너무 많이 나와 보기 좋은 드레스 핏이 안 나온다면 지방분해 주사를 맞는다면 고심해 고른 드레스 핏을 나타내는 데 큰 효과를 볼 수 있다.

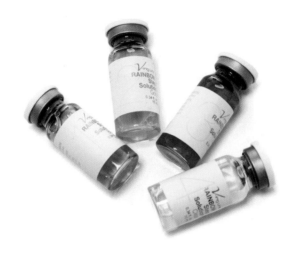

또한 부유방, 겨드랑이 아랫부분에 맞아도 좋다. 속옷을 입었을 때 속옷 라인을 따라 올록볼록 튀어나오는 부분이 콤플렉스인 분들은 이 부분에 지방분해 주사를 맞으면 큰 만족감을 얻을 수 있다.

불필요한 지방을 없애주는 것으로 많이 알려진 것이 지방분해 주사이지만, 자칫 부작용으로 부정출혈을 겪는 경우도 간혹 생길 수 있다. 해당 시술에 포함된 스테로이드 성분이 들어 있기 때문이다. 스테로이드는 사용 기간과 방법을 정확히 지킨다면 2차 감염이나 악화를 막는 데 유용하게 쓰일 수 있지만, 필요 이상으로 투여할 경우 전신에 부작용이 발생할 수 있어 주의가 요구된다.

이에 본인 면역이 약하다거나 혹시 모를 부작용이 우려된다면

티 나지 않게 예뻐지는 그녀들의 비밀

'레인보우 솔루션'이 그 대안이 될 것이다. 브잉라인 레인보우 스텝 솔루션은 고기능성 펩타이드 성분과 다양한 피부 개선 성분을 조합해 단계적인 피부 개선을 도와주는 프로그램이다.

지방분해 효과를 중심으로 피부구조재배열, 염증 제거 등 총 3가지로 구성된 고기능성 펩타이드는 얼굴에 불필요한 지방 축적을 억제하고 지방 제거로 인한 피부 처짐을 개선한다. 나아가 피부에 염증을 일으키는 요인을 억제해 전체적인 피부 문제까지 개선해 전체적인 피부 컨디션까지 높여줘 만족도가 높다.

: 피부관리

이런 시술들 외에 예비신부들이 해줘야 할 리스트 중의 하나는 바로 피부관리.

스드메(스튜디오+드레스+메이크업)중 '메'로 불리는 메이크업 단계에서 피부관리는 필수이다. 피부가 준비되어 있지 않다면, 아무리 비싼 비용을 들여 메이크업해도 잘 먹지 않는다.

대부분 이미 일상생활 자외선 등의 강한 자극으로 피부가 푸석푸석해지고 피부 장벽 약화로 인해 각종 트러블이 발생한 데다, 턱과 볼 등의 처짐으로 인해 전체적인 얼굴 라인이 무너져 버렸기 때문이다. 이에 처지기 시작한 피부에 탄력을 부여하고, 곳곳에 불필요한 지방을 제거해 전체적인 얼굴 라인을 개선하고 신부 메이크업을 잘 받기 위한 대안으로 여러 가지 시술들이 추천된다.

일단 얼굴에 덕지덕지 붙어 있는 불필요한 지방을 없애 얼굴 라인을 매끈하게 정리하고 V 라인을 완성하기 위해 대중적으로 많이 받는 시술이 바로 윤곽주사다.

또한, 무너진 피부 장벽을 튼튼히 하고 즉각적인 수분과 영양공급을 통해 촉촉하고 탱탱함을 부여해 피부 결 개선을 기대하는 스킨부스터도 그중에 하나로 꼽힌다.

다만 요즘 같이 코로나 19 때문에 대부분 시간을 마스크를 착용한 상태로 지내며 피부가 더 쉽게 자극받는 상황에 고통받는 피부를 소생시키기 위해선 피부재생과 장벽 강화에 집중해야 한다.

이에 이러한 '예비신부 맞춤' 시술 중에서도 최근에 개발된 '라라필'이 주목을 받고 있다. 민감성 피부 각질 제거에 사용되는 라라라라(LHALALA) 솔루션의 라라필(LHALA Fill)의 경우엔 피부를 손상하지 않으면서 표피를 자극해 각질을 제거한다. 한마디로 피부 자극이 적고, 표피를 보호하면서 천천히 흡수가 되는 것이 특징이다.

기존에 있는 필링 시술과는 다르게 라라필은 단백질을 녹이며 진피층까지 침투하는 알칼리와 새로운 성분 LHA(Lipo Hydroxy Acid)를 추가해 안정적이다. 또한, 시술 시 별도 중화제 없이 간단한 물 세안으로 초기화가 가능하여 피부에 자극이 덜하며, 피부 겉으로 느껴지는 자극도 거의 없어 강점으로 꼽힌다.

섬유아세포 활성화, 콜라겐 및 탄력 섬유 리모델링을 유도하면서 피부 세포의 사이클을 정상화하는 원리로, 단백질과 피부 사이 장벽을 튼튼하게 생성하고 리모델링하여 피부 장벽 강화를 돕는다.

피부관리에도 여러 가지 프로그램이 있겠지만, 의료진과의 상담을 통해 자신에게 맞는 피부 상태를 파악해서 적절한 피부관리를 받는 것이 중요하다고 할 수 있겠다.

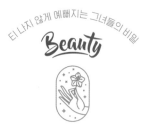
얼굴형을 작고 갸름해 보이게 바꾸는 시술이 있을까요?

이중틱과 광대축소로 'I LOVE 작은 동안 얼굴' 만들기

사람마다 얼굴이 커 보이는 원인은 다양하다.

첫 번째, 순환이 원활하지 못한 경우이다. 얼굴 쪽 혈액순환 및 림프순환이 식습관, 호르몬 주기, 생활습관, 질병 등 여러 가지 이유로 원활하지 못하면 얼굴이 붓게 된다. 신체의 다른 조직과 마찬가지로 얼굴도 부으면 더 커 보이게 된다.

두 번째, 노화로 인해 피부와 얼굴 근육, 지방, 지지 인대 등의 연부조직이 처진 경우이다. 전체 굴곡과 얼굴 바깥 라인이 매끈하지 않고 어딘가 처져 있으며, 광대와 턱이 튀어나와 울퉁불퉁하다면 자연스레 면적이 더 넓어 보이게 된다. 동안의 중요한 요소인 얼굴 형이 무너지게 되는 것이다.

세 번째, 안면 비대칭이 심한 경우이다. 어느 한쪽이 더 처져 있거나 얼굴 양쪽 모양이 다른 경우 비틀어짐으로 인해 실제 면적보다 얼굴이 더 크게 보일 수 있다. 따라서 작은 동안 얼굴 만들기를 위해서는 이중턱이나 심부볼, 턱선 개선을 해주는 비수술적인 페이스라인 윤곽복합 시술이 필요하다.

대부분 30대가 지나면 사람의 피부 노화는 눈에 보일 정도로 빠르게 진전된다. 얼굴 피부는 푸석푸석해지고 탄력을 잃어 깊은 주름이 생기기 시작하며, 볼살과 눈가 피부가 처지면서 인상까지 변하여 나이가 들어 보인다.

리프팅 시술 방법에는 대표적으로 의료용 실을 이용해 볼 처짐과 턱선 라인을 개선하는 V 라인 실 리프팅을 들 수 있다. 인체에 해가 없는 의료용 실을 이용하여, 단시간 내에 피부 처짐을 개선할 수 있으며 육안으로도 눈에 띄게 변화된 결과를 확인할 수 있다.

시술 후에는 이물감이 거의 없고, 안면거상과 같은 큰 절개가 아닌, 작은 구멍의 절개를 통해 진행되어 수술에 대한 적은 부담감과 빠른 회복이 장점이다.

작은 얼굴을 만들기 위해 얼굴 지방흡입 등을 생각하지만 수술이 필요 없는 윤곽 리프팅 시술 '인모드, 튠 리프팅, 써마지, 울쎄라, 슈링크, 트루스컬프 ID'로 이중턱이나 심부볼, 턱선 개선 등 불필요한 지방 볼륨 감소 및 탄력 리프팅이 동시에 가능해 효과적인 결과를 가져올 수 있다. 또한, 비절개 방식으로 흉터가 거의 없는 데다가 수술 후 붓기와 불편함이 적어 바쁜 현대인에게 적합하다.

일반적으로 팔자주름이나 볼살 처짐 등 주름의 깊이가 어느 정도 자리 잡힌 경우라면, 수술적인 리프팅 시술이 좀 더 효과적일 수 있다. 혹은 피부가 거칠고, 잔주름과 칙칙한 피부 톤의 개선이 필요한 경우라면 비수술적 리프팅 시술이 작은 동안 얼굴 만들기에 도움이 될 수 있다.

뼈를 깎지 않고 주먹만 한 계란형 얼굴!

유난히 살을 빼려고 해도 잘 빠지지 않는 부위가 있다. 바로 '얼굴'이다.

다리 살만큼 얼굴 살도 쉽게 빠지지 않아 다이어트 중 스트레스 받는 사람들이 많이 있다. 태초부터 작은 얼굴, 브이 라인의 턱선, 갸름한 얼굴은 단순히 체중을 감량한다고 해서 만들기는 어렵다. 이에 성형외과의 도움을 받아 이를 개선하려는 이들이 많다.

대부분 가장 많이 생각하는 방법은 얼굴 뼈를 깎는 양악, 안면윤곽 등의 수술이다. 하지만 윤곽 개선을 위해 뼈를 깎는 수술은 고통과 위험이 따르므로 그만큼 주저하게 된다. 이에 최근에는 비수술 얼굴 지방흡입으로 계란형 얼굴 개선이 가능하다.

최근 성형 트렌드는 성형한 티가 많이 나는 인위적 변화를 원하지 않는다. 오히려 자신이 기존에 가지고 있던 미적 장점들을 자연스럽게 극대화하는 방식이 유행이다. 요새 여성들 사이에 군살 없고 매끈한 얼굴이 미의 기준으로 자리 잡으면서 극단적으로 뼈에 손을 대는 것보다 얼굴이나 턱의 처진 살들이나 불필요한 지방을 제거하고 싶어 한다.

얼굴 지방흡입은 다양한 얼굴 부위에 지방을 제거하는 시술로서 더욱 작은 얼굴로 만들 수 있다. 주로 턱, 광대, 볼살 등의 지방을 제거함과 동시에 연부조직을 효과적으로 제거해 자연스러운 V 라인이 될 수 있다. 비교적 안전하며, 지방세포 자체만을 제거함으로써 반영구적 효과를 기대할 수 있다.

지방흡입 진행 과정은 먼저 개개인의 지방량, 얼굴 피부 두께, 피부탄력 정도를 면밀하게 고려한 뒤에 귀나 턱, 입안 등을 통해 절개하여 지방흡입용 작은 관을 통해 직접 지방을 제거해 주는 것이다.

다만 지방흡입 시술은 침샘이나 신경 등 주변 조직과의 상관관계를 고려해야 하므로 시술자의 풍부한 경험은 필수적이다.

여기에 또 한 가지 주의해야 할 점이 있다. 얼굴 중 특히 지방흡입을 많이 하는 부분인 이중턱은 시술하고 나서 실제 그 효과에 대한 만족도가 높지 않은 경우를 종종 볼 수 있는데, 이는 이중턱의 발생 원인이 턱밑 근육의 늘어짐이 동반되어 나타나는 것이 대부분이기 때문이다.

이러한 문제 해결을 위해서는 쌓인 지방을 제거하며 동시에 늘어진 턱밑 근육을 잡아주는 이중턱 수술의 방법이 같이 진행되어야 하는지 아닌지도 잘 알아봐야 한다.

이처럼 각자 개인마다 가지고 있는 얼굴 살들의 구체적 문제점과 그에 따른 해결 방법은 다르게 나타난다. 그러므로 단순히 시술 시행을 하는 것이 아니라, 본인의 상태에 맞는 방법을 찾아야 만족할 만한 결과를 얻을 수 있다.

또 지나치게 많은 지방을 제거하지 않도록 주의해야 한다. 이는 지방을 과도하게 제거하면 피부탄력이 늘어져 노화를 부추기며 피부 연부조직을 손상해 볼 처짐 등의 현상을 유발할 수 있기 때문이다.

티 나지 않게 예뻐지는 그녀들의 비밀

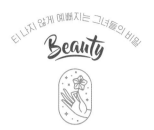

'비욘세 주사' '신데렐라 주사'
'태반주사'…, 정체가 뭐예요?

이른바 '비욘세 주사'로 널리 알려진 백옥 주사.

동안 피부를 갖게 해주고 체지방 감소로 다이어트에 효과가 좋다
는 신데렐라 주사.

그뿐만 아니라 태반주사, 감초주사, 마늘주사 등 그 종류도 다양
해졌으며 일부 병원에선 '태반주사+백옥 주사+신데렐라 주사' 패
키지 미용시술까지 나와 인기를 끌고 있다. 그야말로 '영양주사 전
성시대'라 해도 과언이 아니다.

국민적인 관심을 받는 이른바 '안티에이징 만능주사'는 정확한 효
능과 성분을 알고 맞아야 자신이 원하는 효과를 볼 수 있으며 부작

용도 막을 수 있다.

이들의 정체가 궁금하지 않은가? 요즈음 대표적으로 잘 알려진 몇 가지 영양주사들의 효능과 주의사항 등을 간단히 소개하겠다.

: 태반주사

태반은 태아의 성장 및 발육을 위해 산모의 자궁 내 임시로 생기는 장기이다. 태반주사는 이 태반을 원료로 하여 혈액과 호르몬을 제거하고, 단백질을 아미노산으로 완전히 분해한 주사다.

태반주사는 염증을 줄이고 해독에 관여하는 아미노산이 풍부하여 간 해독에 도움이 되는 것으로 알려져 있다. 또 상처를 치유하고 간세포를 재생하는 데 효과가 있으며, 피로감 및 갱년기 장애 증상을 줄일 수 있고, 기미 · 미백 · 피부건조증 완화 · 주름 개선 등의 효과가 있어 인기를 끌고 있다.

그런데 몸에 특별한 이상이 없는데도 습관적으로 태반주사를 맞는 것은 좋지 않다는 것이 의료계 전언이다. 아무리 만능주사라고 알려져 있어도, 미용을 목적으로 태반주사를 지속해서 맞으면 몸에 부담이 돼 두드러기, 나른함, 메스꺼움, 가려움증 등의 부작용이 발생할 수 있기 때문이다. '과유불급'이라는 말이 있듯이 적절한 검사나 평가 없이 영양주사를 맞으면 도움이 되지 않을 뿐이다. 증상이 있는 사람이 기능 의학적 검사를 통해 의사의 판단하에 필요한 주사를 맞아야 한다.

무엇보다도 의료계가 미용 목적으로 해당 주사제를 과도하게 사용하는 것을 지양해 먼저 솔선수범하는 노력도 필요하다.

: 백옥 주사

일명 '비욘세 주사' '백옥 주사'라고 불리는 이 영양주사의 명칭은 정확히 '글루타치온 주사'다. 미국의 유명한 팝 가수 비욘세가 이 주사를 맞고 피부가 갑자기 하얘져 이런 별칭이 붙기도 했다.

사람의 몸속에 들어 있는 성분인 글루타치온 성분은 체내에서 건강에 해로운 활성산소를 없애주는 강력한 항산화 작용을 한다. 글루타치온 성분이 부족하면 세포의 손상과 피로, 각종 질환을 유발할 수 있다.

이 주사를 맞게 되면 간 해독뿐만 아니라 일산화탄소 · 중금속 · 방사선 등의 해독에도 효과가 있다. 이에 약물 또는 알코올 중독, 만성 간 질환 환자의 간 기능 개선에 도움이 된다. 또 신경계의 산화 손상 치료 및 예방에 도움을 주며, 색소침착을 억제해 피부를 하얗게 만드는 효과도 있다.

따라서 술을 자주 마시고 흡연하는 사람, 피부 미백이 필요한 사람, 대사증후군이나 만성질환이 있는 사람, 항암 방사선 치료를 받

는 사람 등에게 효과가 있으며, 정신적·육체적 스트레스로 지친
사람에게도 도움이 된다.

: 신데렐라 주사

이른바 '신데렐라 주사'라고 불리는 티옥트산 주사 역시 체내에서
건강에 해로운 활성산소를 없애주는 항산화 작용이 있다. 또 많은
종류의 효소들을 돕는 보조인자의 기능도 한다.

티옥트산은 간의 지방변성과 뇌의 급성부족이 특징적으로 나타나
는 질환인 레이 증후군이나 심한 육체노동으로 티옥트산 수요가 높
아지는 경우 등에 사용될 수 있다.

그러나 식욕 저하가 온다든지 구역질 또는 설사 같은 소화기계통
의 이상 증상, 피부발진, 두통, 어지러움, 심장 박동이 빨라지거나
불규칙하게 변하는 증상 등이 나타나면, 즉시 사용을 중지하는 것
이 바람직하다.

: 마늘주사

마늘주사에 들어 있는 비타민 B1은 탄수화물을 에너지로 바꾸는
데 이용된다. 비타민 B1은 티아민(Thiamine)이라고도 한다. 당이나
아미노산의 이화작용에 관여하는 조효소이다. 인체에서 생산되지
않으며, 필수 비타민 중의 하나이다. 주로 곡물, 고기, 생선 등에 많
이 존재한다.

티 나지 않게 예뻐지는 그녀들의 비밀

이 비타민 B1이 부족하면 탄수화물 대사가 제대로 이루어지지 않아 피로 및 근육통이 생기게 된다. 일반적인 비타민 B1은 흡수율이 매우 떨어져, 이러한 단점을 보완하기 위해 만들어진 것이 마늘주사다.

마늘주사에는 체내 흡수율 및 이용률을 증가시킨 활성형 비타민 B1인 푸르설티아민, 항균작용이 뛰어나며 B1의 흡수율을 증가시키는 알리신이 포함되어 있다고 알려져 있다. 따라서 피로 해소와 말초 신경염 증상 완화에 도움이 된다. 이에 평소 만성피로를 느끼는 사람, 근육통에 종종 시달리는 사람, 술을 자주 마시는 사람 등에게 추천된다.

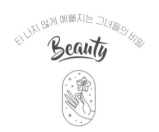

눈매교정
비수술로 가능한가요?

눈매만 젊어져도 열 살은 어려 보일 수 있다?

눈은 사람의 얼굴 중 가장 눈에 띄는 부위다. 눈이 처졌는지, 올라갔는지 등 눈매에 따라 인상이 결정된다고 해도 과언이 아닐 정도다. 나이를 가늠하는 것도 눈매에 영향을 많이 받는다.

눈가에 잔주름이 많다면 아무리 젊은 나이라 하더라도 나이 들어 보이는 것을 피할 수 없다. 그래서 리프팅 시술을 할 때 가장 많은 문의가 들어오는 부위도 바로 눈가다.

동안으로 보이기 위해서는 얼굴 전체적인 피부탄력 상태도 중요하지만, 무엇보다 눈매가 생기 있고 탄력 있어 보여야 한다. 노화로 인해 눈꺼풀이 아래로 늘어져 처진 눈매로 보이거나 눈 밑 꺼짐 때문에 퀭하고 우울해 보인다면 나이 들어 보일 수밖에 없다. 특히 요즘처럼 마스크 착용이 필수적인 상황에서 유일하게 노출되는 눈가의 관리에 더욱 신경 쓰일 수밖에 없다.

따라서 눈매만 젊어 보여도 열 살은 어려 보일 수 있다는 말이 과장은 아니다. 눈가가 유난히 얇고 잔주름이 많다면, 노화를 방지하기 위해서라도 리프팅 시술에 관심을 가지는 것이 좋다.

비수술 눈매교정에 효과적인 방법으로는 프렉사 눈매교정술 또는 아이캐번 시술이 대표적이다.

프렉사 교정술은 절개 없이 비수술로 진행하는 눈매교정술로, 얇은 눈가를 비롯해 처진 부위나 주름에 시술할 수 있다. 수술이 부담되고 긴 회복 기간 등으로 고민이 되는 이들에게 대안이 될 수 있다.

프렉사 레이저는 피부 볼륨의 일부를 줄여주는 원리의 피부재생술인데 상안검 하수로 눈매교정이 필요한 경우에 간단한 성형법으로 적용이 가능하다. 눈두덩이가 처지고 늘어지거나 눈 밑, 눈가 주름이 고민이라면 젊은 피부로 재생시켜 주는 효과를 볼 수 있다.

그렇게 여러 번 시술을 반복하게 되면, 자연스러운 눈매교정 효과를 기대할 수 있다. 비수술적 방법이다 보니 시술 시간이 짧고 간편하며, 회복 기간 없이 일생생활이 바로 가능하다는 장점이 있다.

노화로 인해 눈두덩이가 내려앉은 경우, 눈꺼풀이 처져 쌍꺼풀 수술을 고민하는 경우, 눈가 주름이 고민 등에 해당하는 사람에게 적합한 시술이며, 높은 만족도를 느낄 수 있다. 나아가 눈꺼풀 외에 피부탄력이 떨어진 모든 부위에 적용할 수 있다는 점도 강점으로 꼽힌다.

또한, 최근에는 캐번 실을 눈가에 적용한 아이캐번에 대한 관심도 증가하고 있다. 캐번 실은 늘어진 피부를 들어 올려 고정하고 진피층의 콜라겐 재생을 유도함으로써 젊어 보이는 눈매로 변화시킬 수 있다. 다른 의료용 코그실과 달리 스프링 형태로 되어 있어 고정력이 뛰어나고, 탄성이 있어 표정으로 인한 근육 움직임이 많은 눈가에 적용하더라도 끊어지거나 늘어나지 않는다.

특히 개개인의 피부 처짐과 눈 밑 꺼짐 정도에 따라 실을 삽입하는 깊이, 개수 등을 조정함으로써 미세한 차이를 구현할 수 있다. 리프팅 효과는 2~3년까지 지속한다. 충분한 상담 후, 아이캐번 시술을 진행한다면 눈매교정에 효과를 볼 수 있다.

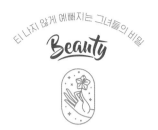

연예인들이 맞는다는
피부재생 주사는 무엇인가요?

별다른 휴식기도 없이도 유명 연예인이 어딘가 모르게 더 예뻐지고 젊어진 모습으로 등장했을 때, 사람들은 그 비결에 대해 궁금해한다. 이럴 때는 성형수술보다 빠른 시간 안에 시술을 마치고 효과를 볼 수 있는 레이저나 주사를 활용했을 가능성이 크다.

특히 연예인들은 중요한 행사 전날, 화보 촬영을 앞두고 있을 때 주사 시술을 애용하는 것으로 알려져 있다. 대표적인 시술로는 밀라노 주사(잘루프로HNW), 셀럽 주사(레필레오), 샤넬 주사(필로르가 135) 등이 있다.

밀라노 주사는 콜라겐을 합성하는 데 필요한 고농축 아미노산과 히알루론산 성분으로 이루어져 있다. 콜라겐 합성을 촉진해 피부를 맑고 건강하게 만들어 준다. 히알루론산은 피부를 촉촉하고 매끄럽게 만드는 역할을 한다.

셀럽 주사는 9가지 멀티 펩타이드 성분이 들어 있어 빠른 피부재생을 돕는다. 진피층의 섬유아세포와 콜라겐 생성을 도와 일시적인 효과가 아닌 피부 속 근본적인 환경을 개선하는 데 목적을 두고 있다. 고분자 히알루론산이 피부 속 수분을 채워준다.

샤넬 주사는 12가지 비타민, 6가지 효소, 5가지 핵산, 23가지 아미노산, 6가지 미네랄, 항산화제 등 53가지 복합 성분과 히알루론산 성분으로 이루어져 있다. 스킨부스터 시술이라고도 불리며, 피부탄력개선과 피부재생 효과를 노릴 수 있다.

이처럼 다양한 주사 시술 가운데 어떤 것이 자신에게 적합하고, 원하는 바를 이루는 데 도움이 될지 스스로 판단하기란 쉽지 않다. 따라서 전문가와의 상담을 통해 자신의 피부 노화 정도와 다른 사항들을 고려해 선택하는 것이 현명하다. 가격이나 시술 횟수 등도 꼼꼼히 따져 봐야 시술 도중 중단하는 일을 피할 수 있다.

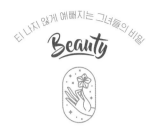

일반 필러와 반영구 필러
장·단점은요?

'필러는 다 똑같다? 나에게 맞는 필러 고르는 법'

필러는 보톡스와 함께 칼을 대지 않는 비수술적 성형수술이자 쁘띠성형의 양대 산맥이 됐다. 필러 시술을 통해 노화로 처지고 탄력 없는 얼굴에 볼륨감을 더하면 생기 있는 동안이 될 수 있다. 얼굴형이나 이목구비 콤플렉스의 개선도 가능하다.

계속해서 인기를 누리면서 각기 다른 성분과 효과를 가진 필러들이 쏟아져 나오고 있다. 필러가 저마다 최고의 효과를 주장하다 보니, 필러 시술을 고려하고 있는 환자들은 오히려 혼란을 겪게 된다.

필러는 크게 성분에 따라 콜라겐, 지방, 히알루론산, 하이드록시

아파타이트, 폴리 메타크릴 등으로 나뉜다. 유지시기에 따라 영구적, 반영구적, 일시적인 필러로 분류된다.

필러가 처음 도입되던 시기에는 히알루론산 필러(HA 필러)가 주를 이뤘다.

히알루론산 필러는 볼륨감 외에도 수분을 충전해 주는 효과가 있으며 코, 턱 등의 부위에 자주 사용한다. 콜라겐 필러는 피부 진피층에 주사함으로써 자체 재생력을 강화하는 역할을 하는데, 자연스러운 볼륨감을 만드는 데 효과적이다.

인터넷으로 필러에 대한 정보를 얻거나 병원에 필러 시술 상담을 받으러 가면, '정품 정량'을 강조한다. 대부분의 병원이 정품 정량을 사용한다는 데 비해 가격은 천차만별이다.

레스틸렌은 히알루론산으로 개발된 최초의 필러다. 투명하고 점성이 있는 젤 타입의 제품이다. 천연형태에 가까운 물질로 알레르기 반응도 거의 없으며, 결과가 마음에 들지 않으면 녹이기도 쉽다. 피부가 얇은 눈 밑 애교살 등에 효과가 좋으며 6개월~1년 정도 유지된다.

쥬비덤은 '보톡스'를 생산하는 기업인 엘러간(Allergan Plc)의 고유 기술력을 바탕으로 개발된 히알루론산 필러이다. 쥬비덤 제품 중

바이크로스TM 라인인 볼루마, 볼벨라, 볼리프트, 볼라이트TM는 미국 FDA 승인을 받은 제품으로, 미국·프랑스·일본에서 특허받은 바이크로스TM 기술을 바탕으로 개발됐다. '젊은 피부'라는 뜻으로 100% 인체 구성 물질과 같아 안전하고 결과가 마음에 들지 않으면 제거도 간단하다. 옅은 눈가 주름, 깊은 주름 등에 효과가 있으며 2~3년 정도 유지된다.

이브아르는 국내 최초의 히알루론산 필러다. 최근 이브아르 Y-Solution은 기존 이브아르 필러의 단점을 보완하고 업그레이드한 제품으로 고농도, 고분자 히알루론산을 교차 결합해 탄성은 물론 응집력까지 우수해진 것 같다. 그래서 시간이 지나도 모양이 쉽게 뭉개지지 않고 볼륨감을 오래 유지할 수 있는 장점이 있다. 히알루론산 원료도 미국 FDA DMF 등재 및 유럽 의약품 품질위원회로부터 COS 인증을 획득했다.

보습 및 탄력 강화에 효과적인 물광 필러, 눈가 주름 완화에 도움을 주는 동안 필러, 코·볼·이마의 또렷한 라인을 살리는 볼륨 필러 등으로 나뉜다. 효과는 1년간 지속된다.

엘란쎄 필러는 미FDA의 승인을 얻은 고분자 물질 PCL(POLY CAPROLACTONE) 성분을 CME이라는 HA 필러와 같은 젤 형태의 성분과 함께 주사해서 주름 및 얼굴 윤곽 등을 개선하는 데 사용하는 필러 시술이다. 다른 필러와 달리 엘란쎄는 자체적으로 피부재생과 탄력을 관장하는 콜라겐 생성을 유도해 시간이 지날수록 볼륨효과 및 자연스러운 아름다움을 표현해 내는 것이 특징을 가지고 있다. 기본적으로 HA 필러의 장점인 즉각적인 볼륨효과를 가지고 있으면서도 스컬트라의 장점인 콜라겐 재생 효과까지 더불어 기대할 수 있는 것이 장점이며, 특히 안전성이 확보된 PCL을 이용하기 때문에 인기가 있지만 필러 자체가 고가다 보니 시술비용이 높다는 단점이 있다.

기본적으로 엘란쎄는 스컬트라나 큐오필에 비해 뭉침 현상이나 파임 현상이 생길 우려가 낮다. 하지만 엘란쎄도 녹일 수 없는 필러이기 때문에 시술시 의사의 테크닉이 중요한 시술이다

스컬트라는 원래는 지방 위축증 치료에 쓰이던 약물인 PLLA(Poly-L-Lactic Acid)를 피부에 주입해서, 피부 속에 손상된 콜라겐을 생성해 볼륨을 생성하고 피부탄력을 되찾는 시술이다. 시술 후에 스컬트라 성분이 피부 속에서 수개월 동안 자연스럽게 콜라겐이 증식해 자연스러운 볼륨을 형성하므로 5~10년 전의 모습으로 만들기 때문에 동안 시술이라는 평가를 받고 있다. 이와 같은 효과로 인해 스컬트라는 콜라겐 주사로도 알려져 있는데, 특히 노화가 시작된 30대부터 40대 사이 여성들에게서 만족도가 높다. 시술은 얼굴 전체에 가능해서 풀 페이스 시술로 인기를 얻고 있고, 팔자주름이나 눈 밑 꺼짐, 꺼진 볼살이나 밋밋한 이마 등에 시술하면 지속해서 볼륨감과 탄력이 증가한다.

티 나지 않게 예뻐지는 그녀들의 비밀

뒤이어 등장한 필러들은 성분이 한층 다양해졌다. 큐오필 필러는 히알루론산 필러에 줄기세포 성장인자 PRP가 더해진 제품이다. 환자의 혈액에서 추출한 자가혈 세포를 혼합해 볼륨과 함께 재생 효과가 있다.

긴 유지 기간을 원한다면 아테콜 필러 등이 적합하다. 아테콜 필러는 효과가 10년 이상 유지되는 PMMA라는 성분과 콜라겐으로 이루어져 있다. 히알루론산 필러 등과 같은 흡수성 필러와는 다르게 비흡수성 필러로 반영구 필러로 불리기도 한다.

아테콜 필러의 구성 성분은 콜라겐 75%, PMMA (Polymethl-metacrtlate) 25%, 소량의 리도카인이다. 아테콜 필러에 사용되는 PMMA는 인체 적합성을 인정받은 인조 뼈 성분이며, 광우병 안전국인 호주 청정지역에 있는 6개월 미만의 의료용 송아지 콜라겐만을 고집하고 있다. 여기서 콜라겐은 2~3개월에 걸쳐 체내에 안전하게 흡수되어 피부탄력과 볼륨감을 유지해 주면서, 32~40마이크론 크기의 미세한 입자로 구성된 PMMA는 유지되어 반영구적 볼륨감으로 남게 된다.

아테콜 필러에서 콜라겐이 운반체 역할을 한다면, PMMA는 시멘트 역할을 한다고 볼 수 있다.

아테콜은 극소량까지 까다롭게 심사하기로 유명한 유럽 CE와

ISO의 승인을 받았고, 시술 시간은 10~20분으로 짧은 편이다. 일부에서는 체내 반영구 필러가 안전하지 않을 거라고 걱정하는 반응도 있지만, 반영구적인 효과가 있는 만큼 아테콜은 현재 필러 시술 경험이 많고 안전한 시술 시스템을 갖춘 몇몇 의사에게만 공급하고 있다.

아테콜 필러는 안면 성형용 필러로도 사용되는데 흡수성 필러와 동일하게 코, 이마, 무턱, 팔자주름 등 다양한 부위에 적용이 가능하다.

필러 시술은 얼굴과 밸런스를 맞추면서도 정확한 위치에 적절한 용량을 주입해야 효과를 볼 수 있다. 그만큼 의사의 풍부한 경험과 미적 감각이 중요하다고 할 수 있다. '어떤 필러'를 사용하는지가 아니라 '어떤 의사'에게 시술받는지에 따라 결과가 크게 달라진다.

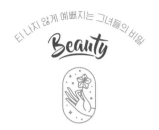

성형수술하면
관상도 정말 바뀔까요?

우리나라에는 '관상성형'이라는 것이 있다. 관상학적으로 좋지 않은 부분을 개선하여 좋은 인상을 만들고 나아가 재물복과 성공을 기원하는 목적으로 성형을 하는 것이다. 미신이라고 치부할 수 있지만, 전혀 근거 없는 이야기만은 아니다.

예를 들어, 관상학에서는 애써 웃지 않아도 저절로 올라가 있는 입꼬리에 대해 "큰 벼슬을 얻어 부귀해진다"라고 말하고 있다. 반대로 처진 입꼬리는 "고집이 세고 사치를 부린다"라고 이야기한다.

그렇다면 성형수술을 통해 처진 입꼬리를 올려주면 관상도 바뀌게 될까? 통계적인 근거는 없지만, 수술 이전보다 상대방을 대할 때 좋은 인상을 주게 된다는 것만은 확실하다. 입꼬리가 처져 우울해 보이는 인상보다 입꼬리가 올라가 상냥해 보이는 인상에 호감이 가는 것은 당연하기 때문이다.

타인의 호감을 사게 되면 이전에는 잘 풀리지 않던 일도 잘 풀리는 것처럼 느낄 수 있다. 무엇보다 외모에 대한 자신감이 높아져 사회생활을 하면서 긍정적인 기운을 얻게 된다. 자신감이 바탕이 되어야 어떤 일을 하든 추진력을 얻을 수 있음은 물론이다.

관상학적으로 미인 또는 복 있는 사람이라고 말하는 얼굴은 성형외과에서 규정하고 있는 이상적인 미적 얼굴 형태와 매우 흡사한 경우가 많다. 균형 있는 이목구비의 배치, 희고 맑은 낯빛 등을 중시하는 것 모두 현대 성형의학과 같은 방향성이라고 말할 수 있는 부분이다.

만약 관상학적으로 좋지 않은 이야기를 들어 성형을 고려하고 있다면, 단순히 좋은 관상을 바라는 것 외에도 '심리적인 안정감과 자신감을 얻기 위해서'라는 목적에 더 집중하는 편이 나을 것이다.

'관상'이라는 영화를 기억하는가? 이정재가 조선 시대의 왕위를 찬탈한 수양대군으로 등장하는 이 영화에서는 관상의 중요성을 언급한다. 이정재는 평소 신사적인 이미지로 다양한 광고를 찍는 영화배우다. 그런 이정재가 수양대군처럼 분장하고 나니 영락없는 쿠데타의 주역으로 보였다.

티 나지 않게 예뻐지는 그녀들의 비밀

관상은 이목구비나 얼굴형, 특징 등의 외모를 통해 사람의 운명과 성격을 예측한다고 한다. 타고난 관상은 바꾸기 어렵다지만 최근에는 의지만 있다면 성형을 통해 관상을 바꿀 수 있다. 태어날 때부터 가지고 있는 본래 모습을 바꾸는 것이니, 영구적인 분장이라고도 부른다.

예전에 TV에서 진짜 노숙자를 사장으로 분장시켜 관상가와 철학관에서 그 사람의 직업과 현재 운명을 파악하는 예능 프로그램을 방영한 적이 있다. 역술가들이 그의 사주팔자를 알기 전까지는 사장으로 분장한 노숙자의 관상에서 거지의 빈상은 드러나지 않았다. 일반인들은 겉모습만 보고 그를 진짜 사장으로 믿었다. 외모에 따라 사람이 다르게 보이는 것이다.

이런 사실은 무의식적으로 학습되기도 했다. 어렸을 적 즐겨 보던 만화에 나오던 주인공들은 예쁘고 잘 생겼지만, 악당들은 대부분 못되게 생겼다. 등장인물들 얼굴만 보고도 악당인지 아닌지를 분간해 낼 수 있을 정도였다.

연쇄살인범들의 관상은 어떨까? '연쇄살인마'라는 이미지와 방송에서 모자를 푹 눌러쓴 모습 때문에 포악하고 날카로울 것이라는 생각을 했다면, 그것은 오산이다. 오히려 미남에다 착한 얼굴로 살아가는 반사회적 인격장애자 소시오패스도 존재한다.

반대로 마음은 따뜻하지만, 외모가 무섭게 생겨 불이익을 받은 일도 있다. 특히 연예인들은 외모로 인한 고충을 많이 겪는다. 빼어난 외모가 아니어서 주인공 역할을 맡지 못하거나 "못되게 생겼다"라고 직접 얘기하는 사람도 있다.

최근에는 일반인들도 취업 등을 위해 '관상성형'을 하는 사람이 늘었다. 한 설문조사 결과, 외모 때문에 취업에서 불이익을 받는 경험이 있다는 답변이 21%에 달하기도 했다.

성형으로 본인의 콤플렉스를 개선해 자신감을 회복하고 긍정적인 마음을 갖게 된다면, 일상생활에도 변화가 일어날 수 있다. 만약 여러분이 성형수술을 통해 관상을 바꿈으로써 인생까지 바뀐다면 어떨까? 그래도 성형수술은 무조건 나쁘다고 할 수 있을까?

티 나지 않게 예뻐지는 그녀들의 비밀

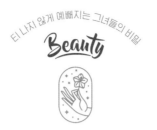

나이 들어 보이는 목주름
어떻게 해야 할까요?

나무의 나이를 알려주는 건 바로 나이테다. 그렇다면 여자의 나이를 알려주는 지표는 무엇일까?

흔히 나이가 들어가는 과정은 얼굴에서 가장 먼저 나타난다고 생각하지만, 실은 '목'부터 시작된다고 한다. "여자의 목은 나이테"라는 말이 있듯이.

이제는 화장, 성형수술, 각종 시술 등으로 얼굴로는 나이를 충분히 숨길 수 있다. 그런데 깊이 팬 목주름은 이런 간단한 방법으로 좀처럼 해결이 쉽지 않다.

여기에 목은 다른 부위에 비해 피지선이 적어 건조하다 보니 조금만 관리에 소홀하면 노화가 시작되기 전인 20대부터 목주름이 생기는 예도 있으며, 노화가 진행될수록 피부가 처지면서 목주름은 더욱 주목받아 여성들의 골칫거리가 되기 일쑤다.

완연한 봄 날씨가 오면서 옷차림도 가벼워지는 이맘때, 겨울과 달리 폴라티나 목도리 등으로도 가릴 수 없는 목주름은 어떻게 관리해야 할까?

일단 목주름은 햇빛, 온도, 생활습관 등 외부적 요인에 더 쉽게 모양이 변한다. 다른 곳보다 특히 얇은 목 피부는 움직임도 많아 늘어진 턱살이 형성되기도 한다. 여기에 상대적으로 여성의 피부가 남성들의 피부보다 더 약하고 부드러우므로 피지선이 적어 건조해지기 쉬워 주름은 더욱 쉽게 생긴다.

무엇보다도 노화 진행과 함께 피부 콜라겐이 빠져나가며 생기거나 잘못된 생활습관 또는 선천적 주름에 의해 발생하는 경우가 대다수다.

목주름 중에서도 목을 펼 때 사라지는 얕은 주름 정도는 생활습관 등으로 선 교정을 해볼 수 있다. 예를 들어, 스마트폰을 볼 때나 책을 읽을 때의 자세를 먼저 고쳐보는 것이다.

특히 높은 베개의 사용은 근육을 긴장 상태로 오래 지속시키고

티 나지 않게 예뻐지는 그녀들의 비밀

혈액순환까지 방해해 낮은 베개로 바꾸는 것이 좋으며, 이런 생활 습관이 잘 고쳐지지 않는다면 고주파, 프락셀, 아큐 스컬프 등의 레이저 시술을 병행하는 것도 효과적이다.

그러나 가만히 있어도 선명하고 짙게 보이는 일명 '칠면조 주름'은 어떨까?

이럴 땐 수술적인 방법을 고려하는 것이 효과적일 수 있다. 목주름과 목 처짐을 개선하기 위해서는 절개를 통해 해당 부분을 당겨주거나 지방을 제거해 주름을 개선하는 '목 거상술'이 바로 그 대안이다.

늘어진 근육을 당겨서 탄력을 회복해 주는 방법인 목 거상술은 주름의 방향 및 피부 처짐 정도에 따라 차이가 있다고 전해진다.

일반적으로 목 피부가 심하게 늘어졌다면, 턱밑 부위를 3cm 정도 절개해 목 안쪽에 있는 '활경근'을 직접 교정하는 방법을 사용한다. 늘어진 근육을 일부 제거하고 양측 근육을 서로 당겨주는 것이다.

그러면 턱밑에 있는 세로 주름이 펴지고 평평하게 되어 턱선이 날렵해지고, 측면에서의 목선이 깔끔해진다. 목 주변 피부까지 끌어당겨 주는 원리로 효과가 확실하고 오래 지속되어 선호도가 높다.

하지만 주의해야 할 점은 자기 주름의 특성을 고려해야 한다는 것이다. 목주름을 제거하는 성형은 목 피부가 얇고 지방층, SMAS 층, 활경근 등 매우 다양한 층으로 구성되어 있어 잘못된 수술을 받게 될 경우, 자칫 혈관 및 신경 손상 등의 부작용 위험이 따를 수 있기 때문이다.

'목도 얼굴의 연장'이다. 꾸준한 관리를 해주어야 하는 예민한 곳이므로, 항상 목 케어를 위해 자외선 차단제, 보습제 등을 꼼꼼히 발라주어야 한다. 수시로 목 스트레칭을 하는 것도 추천된다. 이후 다양한 시술과 수술 방법을 비교해 가며 자신에게 맞는 치료를 하는 것이 무엇보다 중요하다.

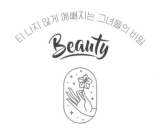

나이 들면 상·하안검 수술 꼭 해야 한다는데?

'눈가에 나타난 노화의 흔적, 상·하안검, 눈 밑 지방 재배치 성형으로 해결'

평균수명이 연장되면서 60대는 노인이 아니라는 말까지 나오는 요즈음, 왕성하게 사회활동을 해야 할 나이에 나이든 티가 난다면 스트레스가 이만저만이 아닐 것이다. 이처럼 나이가 들면 중력에 의해 눈꺼풀이 아래로 처지고, 눈 밑 피부도 늘어지기 시작한다. 또 눈 밑이 불룩하게 튀어나와 눈물 고랑을 깊게 만들기도 한다. 이는 노화로 인해 눈 위아래의 지방을 고정하는 '안와격막'이 느슨해졌기 때문이다.

안와격막은 눈 주변에 분포된 지방이 튀어나오지 않도록 고정하는 역할을 한다. 그런데 나이가 들수록 안와격막의 고정력이 약해지고, 지방이 울퉁불퉁하게 튀어나와 실제보다 나이 들어 보이는 인상을 줄 수 있다.

눈매를 젊어 보이게 만드는 수술이나 시술은 다양하다. 우선 상안검 수술이 있는데, 눈꺼풀이 아래로 늘어져 처진 눈매를 개선하고자 할 때 쓰인다. 아래로 처진 눈꺼풀을 일부 절제하고 눈두덩이의 불필요한 지방 및 근육을 제거한 다음 약해진 상안검거근을 잡아당겨 봉합한다. 시야가 확 트이고 눈매가 한결 생기 있어 보이는 효과가 나타난다.

하안검 수술은 늘어진 눈 밑 피부와 지방을 절제하고, 안와격막을 고정함으로써 지방이 튀어나오지 않도록 방지하는 데 목적을 두고 있다. 이를 통해 피곤해 보이거나 우울해 보이는 인상에서 벗어나 밝고 젊어 보이는 눈매로 개선할 수 있다. 또 눈물 고랑이 깊게 파이면서 형성된 다크서클을 완화하는 효과도 기대할 만하다.

단, 하안검 수술은 얇고 예민한 눈가를 절제하는 수술이므로 신중하게 결정해야 한다. 과도하게 절제를 하면 눈 시림 현상이 발생하거나 하안검 결막 부위가 빨갛게 노출될 수 있기 때문이다. 눈 밑의 늘어진 피부나 지방을 얼마나 절제할지는 전문의가 판단해야 하는 부분이므로 경험과 노하우가 풍부한 전문의를 찾아야 한다. 간혹 안와격막을 제대로 고정하지 않으면, 다시 눈 밑 지방이 튀어나와 재수술을 받아야 하는 일이 발생할 수 있어 전문의의 숙련도가 무엇보다 중요하다.

또 사람마다 눈의 모양이 다르고 눈 밑 피부가 늘어진 정도도 다르므로 맞춤형 수술을 추천한다. 지방이 너무 부족한 경우에는 컨실러 눈 밑 지방 이식 수술을 병행하기도 하며, 애교살 수술이나 상안검 성형수술을 함께 진행하는 때도 많다. 단순히 튀어나온 지방만 제거해도 효과를 볼 수 있는 경우에는 눈 밑 지방 제거 수술, 눈 밑이 울퉁불퉁하고 다크서클이 심해 고민이면 눈 밑 지방 재배치 수술이 더 적합할 수 있다.

눈 밑 지방 재배치는 노화로 인해 눈물 고랑이 파이고, 지방층이 울퉁불퉁하게 도드라지며, 눈물 고랑이 심해 보일 때 필요한 수술이다. 눈 안쪽 결막을 절개해 불필요한 지방을 제거하고 적절한 위치로 지방을 재배치한다. 튀어나온 눈 밑을 평평하게 만들어 그늘진 부분을 없애줌으로써 다크서클이 개선되는 결과를 얻을 수 있다.

눈가 피부가 처져 전체적으로 리프팅이 필요하다면 눈썹 거상술이 효과적일 수 있다. 눈썹 거상술은 처진 눈과 눈썹, 미간 주름, 이마 주름을 한꺼번에 당겨 고정함으로써 눈가뿐만 아니라 상안부의 전체적인 리프팅을 목적으로 한다.

이렇게 눈매가 나이 들어 보이는 이유는 비슷해 보여도 각자에게 잘 맞는 방법은 다를 수 있다. 따라서, 전문의와 충분한 논의를 거쳐 자신에게 적합한 수술을 찾는 것이 좋다.

티 나지 않게 예뻐지는 그녀들의 비밀

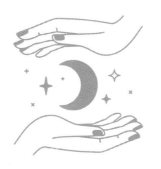

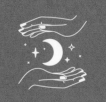

PART

03

기본 쁘띠시술에
대한 팁

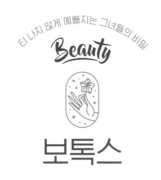

보톡스

보톡스, 필러 차이점 알아야
선택하기 쉽다

젊고 아름다워지고 싶지만, 성형수술은 다소 부담스러울 때 선택할 만한 대안이 바로 보톡스, 필러 등의 '쁘띠성형'이다. 전신마취나 절개 등의 부담이 없고 회복 기간이 빨라서 바로 일상생활로 복귀가 가능하기 때문이다.

쁘띠성형 가운데서도 가장 많은 사람이 찾는 시술이 보톡스와 필러다.

보톡스는 근육 속 신경전달물질인 아세틸콜린의 분비를 억제해 근육을 마비시키는 원리이고, 필러는 얼굴 지방 근육이 소실된 부분에 인체 유사 성분을 넣어 볼륨을 채워주는 시술이다. 두 시술별로 원리와 목적, 기대효과가 모두 다르므로 차이점을 분명히 알아두어야 한다.

보톡스는 주로 주름을 펴고자 할 때, 과도하게 발달한 근육을 축소하고 싶을 때 적합하다. 특히 미간에 세로로 파인 주름이나 입가의 팔자주름을 완화하는 데 효과적이다. 저작근이 과도하게 발달해 생긴 사각턱이나 잘못된 자세로 인해 발달한 승모근 축소에 쓰이기도 한다. 최근에는 근육이 아닌 피부 진피층에 주사하여 콜라겐 형성을 촉진해 얼굴 탄력을 증진하는 '보톡스 리프팅' 시술도 인기를 얻고 있다.

필러는 원하는 부위에 원하는 만큼 채워 넣어 주름을 교정하거나 볼륨감을 채워주는 역할을 한다. 따라서, 나이가 들어 얼굴의 지방이 줄어들고 눈 밑이나 뺨이 푹 꺼져 고민이라면 보톡스보다는 필러가 적합하다. 절개하거나 봉합을 하지 않아 일상생활에 거의 지장을 주지 않는 것도 장점이다.

필러는 보톡스보다 즉각적인 효과가 나타나며, 입술이나 콧대 등에 주입해 이목구비를 뚜렷하게 보이도록 만들 수 있다. 눈 밑 애교살을 만들거나 도톰한 입술을 원할 때, 무턱이나 꺼진 이마를 교정할 때도 효과적이다.

그러나 보톡스와 필러 모두 과도한 양을 주사하거나 잘못된 부위에 주사할 경우, 부작용을 초래할 수 있으니 주의해야 한다. 특히 입가, 코, 눈가 등 동맥이 지나는 곳에 시술받을 때는 경험이 풍부한 전문의에게 시술받아야 부작용 위험을 줄일 수 있다.

시술 전 반드시 정품, 정량 투여 여부를 확인해야 하며, 한 번에 너무 많은 양의 주사를 사용하기보다 자신의 피부 상태와 주름의 정도, 개선할 사항 등을 고려하여 시술하는 것이 중요하다.

예쁘게 어려지는 보톡스,
시술 가능한 부위는 어디?

'예쁘다'라는 말보다 '어려 보인다'는 말을 들었을 때 기분이 좋아지는가? 이는 사람마다 다 다를 것이다. 이런 요구에 응답하듯 최근에는 보톡스, 필러, 리프팅 등 칼을 대지 않으면서 예쁘게 어려지는 방법도 많다.

그중에서도 보톡스는 이마, 미간, 눈가, 팔자주름, 사각턱, 종아리, 승모근, 굵은 팔뚝, 허벅지까지 다양한 부위에 시술할 수 있어 인기이다.

보톡스가 가장 많이 사용되는 부위는 주로 얼굴이다. 주름을 만드

티 나지 않게 예뻐지는 그녀들의 비밀

는 근육의 움직임을 조절하는 신경을 마비시켜 주름을 억제하는 원리다. 다른 근육에는 영향을 미치지 않아 자연스러운 표정을 유지할 수 있다. 시술을 마치고 시술 부위를 문지르거나 마사지하지 하지 않도록 주의해야 한다.

사각턱의 볼륨을 줄이기 위해 보톡스를 시술하기도 한다. 후천적으로 근육이 발달하면서 사각턱을 갖게 됐다면 보톡스로 효과를 볼 수 있다. 시술 후, 껌이나 오징어 등 딱딱하거나 질긴 음식 섭취는 삼가는 것이 좋다.

종아리 근육을 축소하는 데도 이용된다. 종아리 근육이 발달한 경우, 보톡스를 맞으면 근육이 축소돼 상대적으로 다리가 가늘어 보인다. 시술 후에는 종아리를 사용하는 운동을 피해야 한다.

보톡스를 많이 찾는 이유는 시술 시간이 짧고 일상생활도 바로 가능하기 때문일 것이다. 특별한 마취가 필요하지 않고 흉터도 없다. 수술 자체가 두렵다면, 10분 정도의 짧은 시간에 안전하게 시술받을 수 있는 보톡스를 고려해 보는 것은 어떨까?

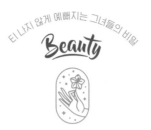

울퉁불퉁한 다리 라인 고민엔 '종아리 보톡스'

짧은 스커트나 스키니한 바지를 입고 싶은데 다리 라인에 자신이 없다면, 옷 선택의 폭은 좁아질 수밖에 없다. 특히 운동하면 할수록 다리 근육이 발달하는 것 같고, 다리에 유독 지방이 많아 라인을 드러내는 것이 꺼려진다면, 시술의 도움을 고려해 볼 수 있다.

종아리 보톡스는 근육이 울퉁불퉁하게 발달하여 정리되지 않은 다리 라인을 매끈하게 개선하는 데 효과를 볼 수 있는 시술이다. 또한, 주사를 통해 근육을 축소(마비)해 종아리의 비복근이 발달하는 것을 막을 수 있다.

특히 사람에 따라 종아리의 근육 발달 유형이 모두 다르므로 그에 걸맞은 시술법을 선택해야 한다. 종아리는 근육과 지방의 발달

정도에 따라 근육형, 지방형, 혼합형으로 분류된다. 종아리 축소를 위해서는 위 3가지 유형에 따라 라인을 디자인하고 주사량을 조절하는 것이 무척 중요하다.

개인의 유형에 맞게 근육이 가장 발달한 부분에 보톡스를 주입하게 되는데, 보통 한쪽 비복근에 50~100유닛 정도의 보톡스를 주입해 전체적인 근육의 크기를 감소시킨다.

만약 근육과 더불어 지방이 많은 다리 라인을 가졌다면, 보톡스 시술만으로 드라마틱한 효과를 내기는 쉽지 않다. 따라서, 보톡스 주사와 함께 지방분해 주사를 병행하여 시술한다면 더욱 만족스러운 결과를 기대할 수 있다.

이처럼 보톡스는 시술 시간이 짧고 별도의 마취가 필요 없어 자칫 간단한 시술로 여겨질 수 있지만, 정품 약물을 사용하지 않거나 용량 조절에 실패할 경우 등 다양한 원인으로 부작용이 발생할 수 있다.

따라서 시술 전 제품이 식약처에 정식 허가를 받은 제품인지, 정품 정량의 제품을 사용해 시술하는지 등을 꼼꼼히 따져보고 숙련된 전문의에게 시술받는 것이 좋다. 또한, 시술 후 주의사항을 반드시 숙지하고 이행해야만 부작용 없는 안전한 효과를 얻을 수 있다.

  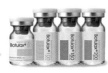 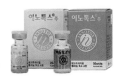

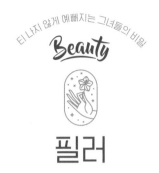

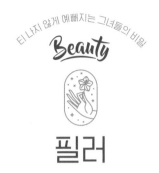

필러

HA 필러와 비(非)HA 필러, 대체 뭐가 다를까?

필러 시술을 받기 위해 피부과를 방문해 보면 생각보다 종류가 너무 많아 고민하게 된다. 이럴 때 필러 성분에 따른 분류를 대략이나마 알아두면 선택에 도움이 될 듯하다.

필러제는 성분에 따라 크게 HA 필러와 비(非)HA 필러로 나뉜다. HA, 즉 히알루론산(Hyaluronic Acid)은 침수성이 뛰어나 수분을 끌어당기는 힘이 강하다. 관절액, 연골, 피부 등 인체 내에 존재하는 성분으로서 비교적 안전하다.

HA 필러의 장점은 주입 시 이물감이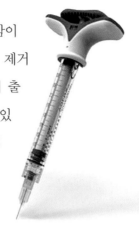
적고 부작용이 생기더라도 녹여서 제거
할 수 있다는 점이다. 또 가장 많이 출
시된 만큼 데이터가 많이 축적되어 있
고, 브랜드도 많아 선택의 폭이 넓
다. 단, 지속 기간이 6개월~1년으
로 다소 짧아 반복적으로 시술을
받아야 한다.

비HA 필러는 치아와 뼈를 구성하는 성분 미네랄 인산칼슘 CaHA, 생체 적합성 합성 폴리머인 PLLA, 수술용 봉합사 등에 사용되는 의학용 고분자 물질 PCL(Polycaprolactone) 등 히알루론산 외 다양한 성분으로 나뉜다. 최근에는 히알루론산의 안전성과 칼슘 필러의 장점을 결합한 히알라인 등 새로운 성분도 속속 등장하고 있다.

비HA 필러는 HA 필러와 달리 지속 기간이 길다는 장점이 있었다. 이러한 특성 때문에 흔히 '반영구 필러'라고도 부른다. 시술 시 형태를 정교하게 만들기에 유리하므로 코 필러 등에 많이 사용된다.

단, 지속 기간이 긴 만큼 필러를 제거하고자 할 때 녹여서 없애기 힘들고 뭉침 등의 부작용이 발생할 수 있으므로 노하우와 경험이 풍부한 의사를 찾는 것이 안전하다. 또, 성분이 다른 필러를 섞으면 화학 반응이 나타날 수도 있으므로 한 번 필러 시술을 받으면 재시술

시에도 동일한 성분의 필러 제품을 사용하는 것이 좋다. 시술 시 필러 제품 이름을 정확히 알아두면, 재시술받을 때 도움이 될 듯하다.

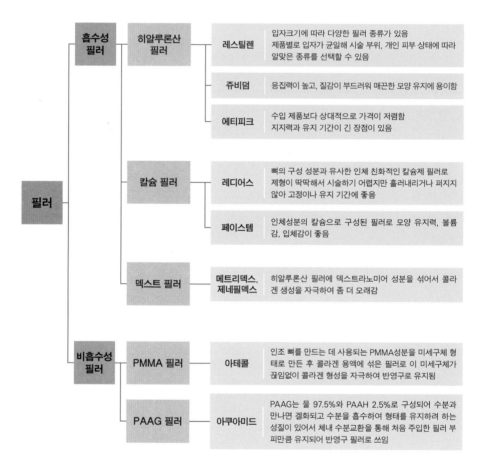

티 나지 않게 예뻐지는 그녀들의 비밀

국산 필러 vs
수입 필러, 내 선택은?

'채우다'라는 뜻을 가진 필러는 우리 얼굴이나 몸에 부족한 부분이나 움푹 파인 부분 등을 채워줘 지방을 대체할 수 있는 역할을 해 입체감을 부여한다. 즉, 피부 속을 채울 수 있는 물질로 피부조직을 보충하는데, 인체에 주사 되는 만큼 인체 조직과 유사한 성분의 물질인 히알루론산, 칼슘 등의 다양한 성분으로 제조된다.

이에 얼굴의 볼륨이 부족한 부위에 히알루론산을 주입해 꺼진 볼륨과 울퉁불퉁한 라인과 주름 개선에 도움을 주는 필러 시술은 이마, 볼, 입술 필러 등 다양한 부위에 적용할 수 있어 그 수요가 점차 늘어나고 있는 추세이다.

이런 가운데 기존에는 수입 필러가 많이 사용됐지만, 요즘에는 국산 필러도 보편화되면서 이 두 가지 필러를 놓고 많은 사람이 고민하고 있다.

국산 필러와 수입 필러 중 나는 어떤 필러를 택해야 할까?

국산 필러 제품에 대한 가격, 만족도, 유지 기간 등 수입 필러에 뒤지지 않는다. 국산 필러에 대한 인식은 초기 필러 제품에 대한 인식 때문이며, 때맞춰 들어온 수입 필러의 안전성, 긴 유지 기간 등으로 인해 생긴 것이다.

현재, 국산 필러는 체내 진피층의 구성 성분인 히알루론산 성분으로 필러 제품을 출시하고 있으므로, 부작용이 거의 없고 문제가 생기더라도 간단하게 주사로 제거가 가능한 정도로 안전성도 높다.

무조건 수입 필러가 좋다기보다는 시술받는 개인이 느끼는 안정성, 유지 기간, 효과에 따라 선택하는 것이 좋다.

그렇다면 성분에는 어떤 차이점이 있을까?

먼저, 국산 히알루론산 필러로는 이브아르, 더채움, 뉴라미스, 벨라스트, 엑스퍼트, 클레비엘, 에티피크 등이 있다.

EPTQ의 경우, 에피티크라고도 불리며 제조과정에 있어 안전성을 까다롭게 관리하고 있다고 전해진다. 부작용 유발을 줄여주는 것으로도 가장 널리 알려져 있다. 또한, 높은 점탄성으로 균일화된 입자를 구현할 수 있어 얼굴에 필러를 주입하게 되면 심미적으로 자연스러워 보이게끔 만드는 효과가 있다.

벨라스트의 경우, 국산 필러 중 최초로 유럽에서 인증을 통해 제품의 안정성을 확보한 필러로, 우리 몸의 구성 성분과 동일한 성분인 HA가 인체에 들어가 세포를 보호하는 역할을 한다. 주입 시 세밀한 시술이 가능하다는 장점이 있다.

마지막으로 비교적 많이 들어본 뉴라미스는 벨라스트와 마찬가지로 미국 FDA와 유럽 EDQM에서 인증받은 고품질 HA 원료를 사용하고 있다. 자연스러운 볼륨을 연출하는 것이 가능해서 시술을 받은 많은 사람이 높은 만족도를 보이는 제품으로 꼽힌다. 뉴라미스는 빠르고 즉각적인 효과를 볼 수 있다는 것이 장점이다.

수입 필러에는 엘란쎄, 쥬비덤, 레스틸렌, 레디어스, 테오시알, 레바네제가 대표적이다. 스웨덴산 레스틸렌은 비동물성 주사로, 히알루론산 내 바이러스 감염의 걱정이 없는 제품으로 알려져 있다. 그러나 국산 필러 대비 가격이 매우 비싸다. 쥬비덤은 가슴 보형물로 유명한 앨러간사의 제품으로 안정성을 인정받은 수입 필러 제품이다.

이렇게 각각의 종류와 차이점이 존재하지만, 유지 기간이나 가격 등이 차이 난다고 해서 무조건 수입산 필러가 더 좋다고 단정할 수는 없다.

필러 시술은 온전히 의사가 양을 많이 주입하든지, 적게 주입하든지 정하고 디자인을 하므로 의사 선택이 가장 중요하다고 할 수 있다. 이에 어떤 것이 더 좋다고 선택하는 문제를 떠나 직접 병원에 가서 상담을 받아보고 나에게 더 맞는 것으로 고르는 것이 현명하다.

필러,
가장 많이 시술하는 부위는 어디?

최근 구글 트렌드의 빅데이터 분석 결과, 가장 높은 관심을 얻고 있는 필러 시술 부위가 발표되었다. 바로 코, 입술, 이마 순이다.

코 필러는 콧대를 높이고 싶지만, 수술은 부담스러운 이들에게 높은 인기를 끌고 있는 시술이다. 여성뿐만 아니라 남성 시술 빈도도 높다는 것이 특징이다. 필러제를 콧등이나 콧대 등 원하는 위치에 주입하여 코 모양을 교정함으로써 더욱 뚜렷한 인상을 만들 수 있다.

수술 없이도 자연스러운 성형 효과를 얻을 수 있고 즉시 일상생활로 복귀할 수 있다는 점 덕분에 남녀를 불문하고 많은 관심을 얻고 있다. 화살 코, 휜 코, 매부리코, 비대칭 등 다양한 코 유형에 적용해 교정할 수 있으며, 대개 6개월에서 2년 동안 효과가 유지된다.

입술 필러는 얇은 입술을 도톰하고 볼륨감 있게 만들어 주는 시술이다. 입꼬리가 내려가 있거나 입술이 너무 얇아 고민이면 적합한 시술이다. 특히 동안 외모에 대한 선호도가 높아지면서 입술 필러에 대해 관심을 두는 사람들도 증가하고 있다.

입술 필러 시술 시에는 너무 과하게 필러를 주입하는 것보다 이목구비와의 조화를 고려해야 한다. 윗입술과 아랫입술의 비율은

1:1.5 정도가 이상적이다. 자신의 입술 모양을 고려하여 의료진과 상담 후, 디자인을 진행해야 만족스러운 결과를 얻을 수 있다.

이마 필러는 이마가 푹 꺼져 있는 경우에 자연스럽게 볼륨감을 살려주는 역할을 한다. 이 역시 과도하게 필러를 주입하지 말고 이 목구비의 비율과 얼굴형을 고려한 시술이 이루어져야 한다. 자칫 부자연스러워 보일 수 있기 때문이다.

이마는 앞에서 볼 때 자연스러워야 함은 물론 옆모습도 중요하므로 시술 전 정확한 디자인과 충분한 상담이 필요하다. 또한, 숙련된 의료진을 만나 정품 정량 사용 원칙을 지키는 것이 중요하다.

칼 무서워서 택하는 필러,
이것도 망설여진다면 '반영구 필러' 어때?

대표적인 쁘띠성형으로는 필러가 있다. 필러는 피부의 움푹 파이거나 주름진 공간을 채워줌으로써 안면 볼륨 꺼짐이나 흉터, 주름의 즉각적인 개선을 기대할 수 있다. 이마 · 팔자 · 코 · 턱 · 입술 · 애교 등 다양한 부위와 증상에 적용할 수 있다.

하지만 최근에는 높아진 인기만큼 부작용 사례 또한 급증하고 있어 시술에 대한 경각심이 커지고 있다. 멍과 부기, 울퉁불퉁한 현상과 푸르스름한 현상 등이 부작용으로 꼽히며 나아가 피부 괴사 및 시력 손상까지 초래할 수 있기 때문이다.

여기에 영구적이지 않은 효과로 인해 주기적으로 맞아야 한다는 부담감도 있는 것은 사실이다. 보통 성분에 따라 유지 기간이 다른데, 병원에서 사용하는 히알루론산 필러의 경우 효과가 지속하는 기간은 보통 6개월에서 1년이다.

이에 잦은 주사 시술을 원하지 않는 사람들을 위한 '반영구 필러'에 관심이 쏠리고 있다.

한 번 시술로 10년씩 유지되는 이 반영구 필러는 인체에 안전한 합성분자를 이용해 지속 기간과 모양에 대한 만족도를 높이는 필러 시술 방법이다.

대표적인 반영구 필러로는 아테콜, 벨라필(구. 아테필), 엘란쎄, 스킨 플러스 하이알, 라이콜 등이 있다. 특히 아테콜 시술병원은 아직까지 많지 않기 때문에 잘 알아보고 시술을 받아야 한다. 아테콜은 제대로 된 의료설비의 구비 여부, 철저한 사후관리 여부와 더불어 10년 이상 필러 시술을 시행해 온 전문의에게만 공급하고 있다.

'아테콜 필러는 한 번 주입으로 10년 이상의 볼륨효과를 얻을 수 있는 것이 특징인데 PMMA 성분(인조 뼈 성분)이 빠르게 흡수되어 사라지는 기존 필러의 단점을 보완할 수 있는 것'이라며 '아테콜 필러를 주입 시 콜라겐 성분이 시술 후 부드러운 촉감과 조직친화 반응으로 몸속에 쉽게 자리 잡을 수 있게 돕고 콜라겐이 3주 내 체내에 흡수된 뒤 유지되면서 오랜 기간 지속하도록 도와주는 원리'이다.

'아테콜은 그 효과가 오래가는 만큼 한 번 시술 시 위치와 투입량이 매우 중요하다.' 환자 개개인의 상태를 고려해 섬세하고 꼼꼼하게 디자인하여 시술해야 자연스럽고 아름다운 얼굴이 될 수 있다.

시술 시간은 10~20분으로 짧은 편이며 이마, 관자, 콧대, 팔자주름, 앞볼, 무턱 등에 주입이 가능하며 그 자리에서 즉시 효과 확인이 가능하다.

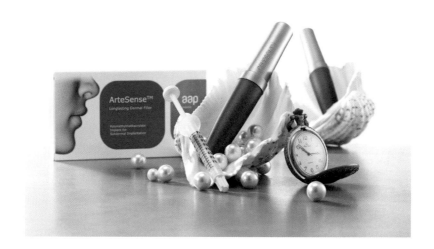

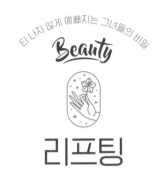

리프팅

레이저냐, 실이냐…
나에게 맞는 '리프팅'은?

"피부 노화 스물여섯 살부터 시작…. 미리 관리해야!"

미국이나 영국 등 해외 선진국을 비롯한 전 세계적 연구 결과에 따르면, 인간의 노화는 정확히 26세부터 시작된다. 우리의 노화는 생각보다 젊은 나이에 시작된 것이다.

흔히 20대 중반을 떠올리면 한창 젊고 생기 있는 이미지를 떠올리기 마련이지만, 우리도 모르는 사이에 몸과 피부에서 서서히 노화가 진행되고 있다.

남녀 모두 노화를 최대한 미루고 동안을 붙잡으려 하는 욕망이 날로 커지는 만큼, 탄력 있는 피부를 위한 노력이 늘어나고 있다. 피부 처짐과 주름에서 벗어나 탱탱하고 생기 있는 외모를 가꾸기 위해 주목받는 방법 중 최고가 바로 '리프팅'이다.

리프팅도 점점 보편화하면서 그 가짓수와 종류가 꽤 다양해졌다. 그중 가장 잘 알려진 것으로는 '레이저 리프팅'과 '실 리프팅'이 꼽힌다. 우리는 여기서 고민에 빠지게 된다. 레이저 리프팅과 실 리프팅 중 어떤 것을 해야 효과를 볼 수 있을까?

두 시술 모두 처진 피부를 끌어 올려줘 탄력을 준다는 목적은 같으나 시술 과정이 다르다. 그러므로 개개인의 피부 상태를 잘 살펴보고 그것에 맞게 결정해야 한다.

일반적인 실 리프팅과
캐번 실 리프팅 차이는?

일반적인 실 리프팅은 피부와 근육층 사이에 삽입하게 되는데, 이로 인해 피부를 자연스럽게 당겨준다. 삽입된 실은 콜라겐이 생성될 수 있도록 도와주는 역할로 피부를 개선하는 효과를 볼 수 있다.

실 리프팅의 종류 중 먼저, 가시 코그 타입이 있다. 가시 코그 타입은 마치 장미 가시처럼 돌기가 360도로 나와 있는 형태이다. 피부를 당겨주는 힘이 강하고 유지 기간이 길어 동안 얼굴 효과를 오랫동안 누릴 수 있다.

프레스 코그 타입은 양방향으로 찍어낸 모양의 강한 프레스 코그 실이 더욱 강력하게 당겨주면서 고정을 해준다. 리프팅 효과가 상당히 오래 유지될 수 있다는 장점이 있다.

실 리프팅의 종류

	블루로즈 리프팅	탑스코	2660 여우 리프팅	캐번 리프팅	콘셀티나
실모양	가시 코그	콘셀티나, 매쉬	360° 가시 코그	스프링 형태의 녹는 실	프레스 코그
특징	특수 물딩으로 제작된 일정한 두께의 PDO 실이 안전성과 지속성을 향상시켜 주며, 견고한 코그가 피부 조직을 강하게 고정하여 시술 효과를 극대화	콘셀티나 실로 비순각을 정확하게 높여주고 매쉬 실로 콧대를 안정적으로 감싸주어 부드러운 볼륨과 입체적인 콧대를 완성	고밀도 양방향 돌기 실과 회오리 돌기 실의 2중 리프팅 효과로 시술 부위 전체가 고르게 리프팅되며 적은 수의 실로도 드라마틱한 효과	빈틈없는 스프링 형태의 녹는 실로 스크류 사이의 간격을 없애 보다 효과적인 주름 개선과 리프팅 효과, 볼륨 증대 효과를 기대	양방향 모양으로 코그를 찍어내서 만든 프레스 코그 실로, 강한 철조망과 같은 인장력으로 효과가 오래 지속되는 리프팅
지속력	약 6개월~1년	약 2년	약 1년~2년	약 1년~1년 반	약 2년

스프링 타입은 말 그대로 스프링 형태로 만들어진 실을 사용하게 되는데 삽입이 된 부위의 피부재생을 도와주고 꺼진 부위에는 볼륨을 생성해 줄 수 있다.

마지막으로, 가시 코그+매쉬 타입이다. 이러한 타입은 실과 그물 모양의 특수한 실을 사용하는 것으로, 기존의 리프팅보다 강하게 피부를 당겨준다. 유착 효과도 좋아서 자연스러운 결과는 물론이며 유지 기간을 늘려준다.

티 나지 않게 예뻐지는 그녀들의 비밀

캐번 실 리프팅은 새로운 패러다임의 실 리프팅이다. 빈틈없는 스프링 형태의 볼륨 실을 삽입하여 리프팅 주름 개선 꺼진 부위를 채워주는 시술이다.

캐번 실 리프팅은 점점 나이가 들면서 얼굴 처짐이 심해지는 분들은 물론이고, 미리 얼굴이 처지는 증상을 예방하고 싶으신 분들도 시술을 받으면 상당한 효과를 볼 수 있다. 또한, 얼굴에 탄력이 떨어지면서 윤곽선이 뚜렷하지 않으신 분들도 기대보다 높은 결과를 경험할 수 있다.

또한, 볼 처짐이 심하고 심부볼이 나와서 고민을 하시는 분들도 시술을 받으면 개선할 수 있고, 갸름한 V 라인 얼굴을 만들고 싶으신 분들에게도 적합하다. 윤곽 성형을 받았지만, 여전히 얼굴이 처져서 고민하시는 분들도 마찬가지로 캐번 실 리프팅의 효과를 볼 수 있다. 동안 얼굴을 만들고 싶으신 분들에게 강력 추천하는 시술 중 하나이다.

캐번 실 리프팅 시술을 처음 받아보시는 분들은 부작용이나 통증이 걱정되실 수 있지만, 수술적인 방법이 아니라서 평소 피부가 예민하신 분들도 부담 없이 시술을 받을 수 있다. 검증된 제품만을 사용하므로 안심할 수 있으며, 인체에 해가 없는 의료실을 이용해서 얼굴 처짐 현상이나 주름을 개선할 수 있다.

캐번 리프팅의 원리

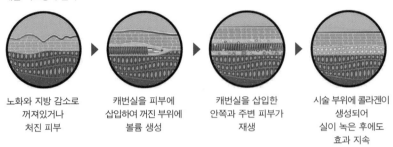

노화와 지방 감소로
꺼져있거나
처진 피부

캐번실을 피부에
삽입하여 꺼진 부위에
볼륨 생성

캐번실을 삽입한
안쪽과 주변 피부가
재생

시술 부위에 콜라겐이
생성되어
실이 녹은 후에도
효과 지속

레이저 리프팅 최초로
미국 FDA 승인을 받은 울쎄라!

　울쎄라 리프팅은 고강도 초음파 열에너지가 근육층과 진피층까지 영향을 주어 타이트닝 효과는 물론, 콜라겐 생성을 촉진해 피부재생에 도움을 주며, 잔주름을 없애고 생기 있는 피부를 만들어 준다. 가격은 슈링크보다 비싼 편이다. 비교적 다른 레이저 리프팅과 비교하면 통증도 센 편이므로, 고통에 취약한 사람은 수면 마취나 다른 시술 방법을 고려하는 것이 좋을 수 있다.

안전한 시술
슈링크 리프팅!

　슈링크 리프팅은 시술을 받자마자 즉각적으로 탄력을 받을 수 있는 밀착 초음파 리프팅으로 만족도가 상당히 높다. 레이저 리프팅

티 나지 않게 예뻐지는 그녀들의 비밀

이 처음이라 두려우신 분들도 안전하게 시술을 받을 수 있다. 또한, 볼에 탄력이 떨어지면서 이중턱이 생겨서 고민이신 분들도 효과를 볼 수 있으며 얼굴이 작아지고 싶으신 분들도 만족스러운 효과를 기대할 수 있다. 물론, 한 번의 시술만으로도 빠른 효과를 원하시는 분들에게도 적합한 방법이며, 전반적으로 얼굴의 잔주름 및 얼굴선을 개선하고 싶으시다면 꼭 추천하는 시술이다.

슈링크 리프팅은 피부 속 1.5~9.0mm 깊이에 강력한 초음파 에너지를 접촉한다. 이를 통해 콜라겐 섬유를 재생시켜 주고, 결과적으로 리프팅 효과를 볼 수 있게 된다. 노화로 인해 떨어진 탄력을 높여 줄 수 있고, 처진 피부층이나 근막층도 강화해 줄 수 있다. 그러므로 리프팅 효과와 동시에 피부탄력도 개선할 수 있으며, 건강한 아름다움을 되찾을 수 있다.

특히, 3단계로 빈틈이 없게 당겨주는 만큼, 보이는 겉 피부만 효과를 볼 수 있는 것이 아니라 피부 속부터 표면까지 강력한 리프팅 효과를 볼 수 있다. 개인마다 다른 피부 두께와 상태를 고려하여 다양한 슈링크 카트리지를 적용하여 시술받아야 한다. 시술을 받은 지 4주 이내에 효과를 확인할 수 있으며, 개인차에 따라 12주 후 나타날 수 있다.

피부가 탄력을 잃고 처지는 원인은 대표적으로 피부 속의 콜라겐이 줄어들기 때문이다. 특히 겨울처럼 건조한 날씨에는 힘없이 처진 피부뿐만 아니라 푸석푸석해지고 거칠어지는 피부, 노화로 인해 탄력이 떨어진 피부층까지 문제가 된다. 이 시술은 SMAS층에 고강도 초음파를 침투시키면서 콜라겐을 재생할 수 있도록 한다. 이렇게 늘어진 피부조직을 당겨주는 초음파 리프팅을 통해 비교적 간단한 방법으로 진행되어 빠르면서도 강력한 리프팅 효과를 경험할 수 있다.

인모드 리프팅 3단계 토탈솔루션!

피부에서 노화가 진행되는 것은 진피층을 구성하고 있는 콜라겐이나 히알루론산 등이 급격하게 줄어들기 때문이다. 대부분 30대를 지나 40~50대부터는 피부의 근육량까지 감소하면서 피부를 지지하는 힘도 부족해진다. 이에 따라 탄력이 급격하게 떨어지면서 팔자주름이 생기거나 더 도드라져 보인다. 눈 밑 주름과 깊고 굵은 주름까지 생긴다. 이렇게 주름이 늘게 되면, 스스로 자신감이 떨어질 뿐만 아니라 인상 자체가 좋아 보이지 않아 손해를 볼 수 있다.

티 나지 않게 예뻐지는 그녀들의 비밀

그렇다 보니 호감형의 인상으로 만들어 주고, 실제 나이보다 어려 보일 수 있는 안티에이징 프로그램을 많이 찾게 된다. 대표적으로 인모드 리프팅 시술 프로그램이 있다.

간단히 단계별로 살펴보자.

1단계: 인모드 리프팅 불필요한 지방 제거

- Vacuum + First RF + High Voltage RF 차례로 발생합니다.
- Vacuum: 지방층을 포함한 피부를 빨아들입니다.
- First RF: 지방세포막의 홀이 쉽게 열리도록 40~43℃의 열을 가해줍니다. (열 Effect)
- HV RF: 주변 조직의 손상 없이 지방세포에만 Electric Second Impulse를 전달하여 영구적으로 지방세포막에 홀을 만들어 줍니다. 이렇게 지방세포막에 홀을 만들어 지방세포 내의 pH가 변화되고 2~4주 안에 지방세포가 자멸(Apoptosis)합니다. 이러한 비가역적 세포 손상은 3개월 후에도 지방세포막이 원 상태로 돌아오지 않도록 하여 요요현상이 발생하지 않습니다.

2단계: 인모드 리프팅 진피 리프팅

- Multi-Polar 고강도 RF를 통해 진피층

에 강력한 열 자극.

- 강력한 열 자극으로 피부표면 온도가 43℃에 도달.
- 5mm의 깊은 진피층에서 콜라겐을 생성.
- FDA의 권고치 온도를 사용하여 안전하고 편안함.
- 진피층 깊이까지 작용하여 콜라겐 형성에 No. 1.
- 스마트 온도 센서로 43℃에 도달하면 자동으로 Cut-off 되어 피부 손상을 예방.

3단계: 인모드 리프팅 스킨타이트닝

- 타사 장비보다 580nm 파장대에 에너지가 3배 이상 방출.
- 높은 에너지가 균일하게 전달되는 기술로 색소, 혈관 치료 및 콜라겐을 생성하여 피부 결 개선 및 피부 타이트닝 효과.
- 적외선 파장대가 나오지 않는 기술력으로 피부 손상을 방지.
- 강력한 쿨링 방식으로 Burn이 일어나지 않음.

이렇게 인모드 리프팅 토탈솔루션으로 관리를 받으실 경우, 불필요한 지방을 제거해 주는 효과로 전체적인 윤곽 라인도 개선할 수 있어 예쁜 얼굴형까지 만들 수 있다. 이중턱은 물론이며 각종 주름을 개선할 수 있고 피부 결이나 그동안의 피부 노화의 흔적까지 모두 없앨 수 있어서 누구라도 관리를 받으면 만족도 높은 결과를 경험할 수 있다. 회복 기간도 따로 필요 없이 곧바로 일상생활을 할 수 있으며, 한 번의 시술만 받아도 복합적인 안티에이징이 가능해서 시간상 여유가 부족하신 분들도 부담 없이 케어를 받으실 수 있으니 선호도가 더욱 높아지고 있는 것이 사실이다.

또한, 시술 시간은 30분 이내로 짧은 편이라 더욱 부담이 없고, 열 손상을 최소화하면서 유지 기간은 길다는 장점까지 있다. 이처럼 최소의 투자로 최대의 효과를 볼 수 있도록 시술을 받을 수 있다면 고민할 필요가 없겠다. 혹시라도 시술을 받을 때 통증이 있을까 봐 걱정하신다면 큰 오산이다. 마취가 필요 없을 정도로 통증도 거의 없으니 안심해도 된다.

어떠한 관리 프로그램으로 시술을 받더라도 나의 피부 유형이나 연령대 등 모든 조건을 고려해서 최적의 솔루션을 찾는 것이 중요하다. 요즘에는 워낙 다양한 방법으로 안티에이징이 가능하므로 나에게 효율적인 방법을 찾아 관리를 받는 것이 좋으며 아무리 간단한 시술이라도 경험이 풍부하고 믿을 수 있는 곳에서 충분한 상담과 진료 후 시술받는 것을 추천한다.

튠 리프팅 효과적인
V 라인 만들기

튠 리프팅 시술은 피부탄력은 물론이며 V 라인까지 완성을 할 방법으로 시너지 효과를 높일 수 있다.

피부 속의 콜라겐 탄력을 채워주기도 하면서 튠 라이너로 지방을 제거해 줄 수 있는 원리로 얼굴의 윤곽을 더욱 살려줄 수 있고 효과를 높여 만족스러운 결과를 경험할 수 있다. 특히 얼굴선을 살려 V라인을 만들 수 있는 확실한 방법으로 선택된다. 젊었을 때 피부에 탄력이 있던 시절에는 갸름했던 얼굴이 점점 나이가 들면서 처지기도 하고 주름이 많아지면서 둔해지기 시작했다면 근본적인 문제를 파악해서 해결할 수 있도록 하는 것이 중요하다.

진행 과정은 유니 폴라 고주파 에너지를 이용해서 콜라겐이 생성될 수 있는 가장 이상적인 40.68MHz 주파수를 원하는 피부층에 집중적으로 전달을 하게 되고 피부 속의 콜라겐 재생을 촉진해 주면서 탄력 있는 피부를 만들 수 있게 된다.

혹시라도 통증에 예민하여 걱정된다면 튠 리프팅 시술은 이중 쿨링 방식으로 아프지 않고 편안한 방법으로 진행이 되는 만큼 안심할 수 있다. 또한, 피부층 3단계 깊이 조절도 가능해서 피부 타입에 맞는 시술을 받을 수 있다. 이중턱으로 고민하고 있다면 기대효과가 크다.

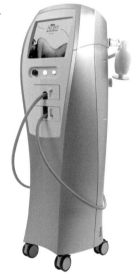

3D 입체 초음파 원리를 이용해서 지방세포만을 선택적으로 파괴를 해줄 수 있다 보

티 나지 않게 예뻐지는 그녀들의 비밀

니 그동안 잘 빠지지 않았던 턱선이나 이중 턱 및 심부볼의 지방세포까지도 제거할 수 있고 결과적으로 갸름한 V 라인을 만들 수 있다. 이렇게 효과는 높이면서도 지방세포만을 선택적으로 파괴를 할 수 있고 통증이나 자극까지 최소화해 누구라도 부담 없이 시술을 받을 수 있으며 개인마다 차이는 조금 있을 수 있지만, 평균적으로 8분 정도면 시술을 완성할 수 있다. 그렇다 보니 평소 시간적인 여유가 없으신 분들이라도 부담 없이 시술을 받을 수 있어서 갈수록 더욱 선호도가 높아지고 있다. 효과는 즉각적으로 볼 수 있으며 지속 기간도 1년 이상으로 유지를 할 수 있다.

뉴(New) 코레지2.0
연예인 피부 이제 부럽지 않다!

남녀 성별과 관계없이 많은 분이 연예인 피부처럼 깨끗하고 투명한 피부를 갖고자 하는 마음은 모두의 바람이 아닐까 한다. 이러한 피부를 갖기 위해 다양한 관리 방법들이 언급되고 있지만 최근 가장 핫하게 떠오르고 있는 피부관리 중 하나인 코레지셀핏을 빼놓을 수가 없다.

코레지는 이미 많은 분들이 극찬하고 있는 시술 중 하나로 리프팅 효과는 물론 맑고 깨끗한 피부를 가질 수 있다는 장점이 있다.

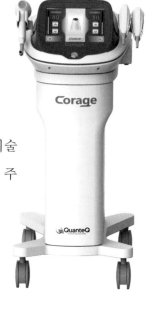

코레지2.0은 남다른 원리를 이용한 시술 장비라는 게 가장 큰 포인트이다. 기존에 주로 사용되던 고주파 또는 초음파 장비는 가열을 원리로 이용했지만 코레지셀핏은 유럽 Telea사의 특허 기술인 QMR technology는 16가지 공명 파장으로 1초에 최대 6천4백만 번 세포의 운동을 유도함과 동시에 세포가 스스로 움직이게 하여 활성화시키는 방식이라는 점이 다른 시술과의 차별점이라고 할 수 있다.

그뿐만 아니라 고주파 장비들은 가열을 원리로 하므로 피부에 상처가 생길 수 있으나 그 상처가 재생되면서 피부가 좋아 보이는 효과를 주긴 하지만 코레지2.0은 가열이 아닌 공명 파장을 이용하기 때문에 통증이 없고 따뜻한 정도의 편안한 느낌은 물론 콜라겐 재생 효과가 나타나기 때문에 훨씬 더 건강하고 탄력 있는 피부를 가질 수 있다.

코레지2.0은 4가지 셀핏 핸드피스로 에그 핸드피스는 부드러운 Vacuum을 통해 피부를 빨아들이고 정확히 밀착시킨 후 코레지 멀

티파장(4-64Mhz)을 피부와 피부 속 세포에 전달하고 플라즈마 롤러
는 섬유아세포 재생, 콜라겐 생성을 통해 넓은 모공을 축소해 주며

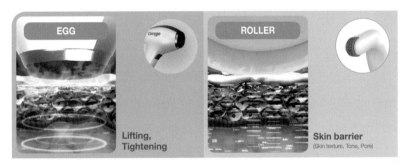

피부와 피부 속 세포에 일정한 음압으로 피부를
빨아들인 후 코레지 멀티파장(16가지 파장)을
집중하여 전달

에그 핸드피스는 부드러운 Vacuum을 통해
피부를 빨아들이고 정확히 밀착시킨 후
코레지 멀티파장(4-64Mhz)을 피부와
피부 속 세포에 전달합니다.

피부와 피부 속 세포에
코레지 멀티파장(16가지 파장)을
집중하여 전달

시술 시 발생되는
코레지 멀티파장(4-64Mhz)으로
겉 피부(표피)는 물론
피부 속 세포를 자극합니다.

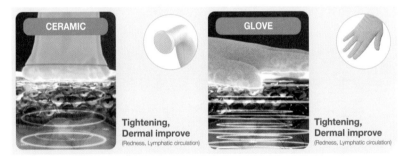

피부와 피부 속 세포에
코레지 멀티파장(16가지 파장)을
일정하게 전달

16가지 파장엔
코레지 멀티파장(4-64Mhz)을
머금은 따뜻한 세라믹 스톤으로
피부를 강하지만 부드럽게 풀어줍니다.

피부와 피부 속 세포에
글러브를 낀 손가락을 통해
강도 조절 하여 전달

코레지 멀티파장(4-64Mhz)을 머금은
스킨 글로브는 부드러운 마사지 효과를 줍니다.
글로브에서 나오는 코레지 멀티파장(4-64Mhz)
으로 부드럽게 때론 강하게 에너지를 피부와
피부 속 세포에 전달합니다.

토닝 효과도 볼 수 있다. 러빙 세라믹은 노화조직 배출과 조직 및 세포 기능 활성화를 통해 스킨 타이트닝, 피부재생, 주름 개선 효과와 스킨 글러브는 스킨, 세포 조직 활성화를 통해 리프팅, 피부재생, 주름 개선 효과를 볼 수 있다.

코레지2.0은 부담 없이 받을 수 있는 시술로 큰 주의사항은 없으나 당일 붉음증이 발생할 경우에는 3~5시간 내로 사라지며 자극이 갈 수 있는 알코올이 함유된 제품은 3~4일간 피하는 것이 좋다. 또한, 시술 후 2일 후부터는 시술 부위에 미세한 각질이 생성되지만 자연스럽게 탈락하기 때문에 보습 및 재생관리에 신경 써주셔야 한다.

잘 빠지지 않는 이중턱, 트루스컬프 ID로 개선 기대!

요즘 뷰티 카메라 어플이나 포샵 없이는 사진 찍기를 꺼리는 사람들이 많다. SNS에 사진을 올렸을 때 사람들의 반응을 의식할 수밖에 없기 때문이다. 특히 얼굴이 작은 친구와 함께 사진을 찍을 때면 자꾸만 뒤로 빠지는 자신의 모습이 초라하게 느껴지기까지 한다.

만약 사진을 찍을 때마다 얼굴이 커 보이고 턱 라인이 살지 않아 고민이었다면 성형외과 시술을 고려해 볼 만하다. 지방흡입이나 사각턱 수술 대신 간단한 시술로도 이중턱이나 볼살을 없애 갸름한 V 라

티 나지 않게 예뻐지는 그녀들의 비밀

인을 만들 수 있다.

트루스컬프 ID는 얼굴과 바디에 모두 적용 가능한 리프팅 시술이다. 세 가지의 모노폴라 고주파 핸드피스를 이용해 표피부터 피하지방층까지 43~44℃로 열을 균일하게 전달함으로써 1회 시술로 지방세포를 24% 제거함과 동시에 강력한 타이트닝 효과를 발휘한다.

피하지방층까지 전달된 에너지는 피하지방 조직 가운데 지방세포를 선택적으로 손상시키며, 손상된 지방세포는 12주 동안 서서히 자연적으로 배출된다. 이를 통해 늘어진 이중턱이나 볼살 등을 제거하고 처진 피부에 탄력을 부여하는 결과를 기대할 수 있다.

트루스컬프 ID는 지방흡입 수술이 부담스럽거나, 기존 수술 방법으로는 부분적인 지방 제거 효과를 볼 수 없었던 이들에게 추천할 만하다. 지방 두께와 관계없이 효과를 볼 수 있고, 시술 후 바로 일상생활이 가능하다는 게 장점이다.

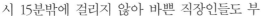

또한, 쿨링이나 마취가 필요 없어 간편하고, 1회 시술 시 15분밖에 걸리지 않아 바쁜 직장인들도 부담 없이 시술을 받을 수 있다. 통증이나 멍, 붓기, 화상 등의 부작용이 적고 주변 조직의 손상이 없어

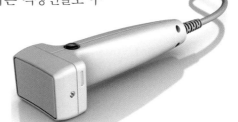

안전성 면에서도 입증받은 시술이다.

단 모든 고주파 시술이 그렇듯 트루스컬프 ID 역시 시술 경험이 풍부한 의료진의 기술이 필요하다. 어느 부위에 선택적으로 에너지를 전달할지 의료진의 판단에 시술이 이루어지기 때문이다.

'트루스컬프 ID 리프팅 시술은 티 나지 않게 갸름한 얼굴형을 갖고 싶지만, 통증에 예민하고 회복 기간이 오래 걸리는 수술이 부담스러운 이들에게 적합하다.'

피부 주름과 탄력이 고민이라면, 즉각적인 '에어젯 리프팅'

동안이라고 불리는 이들을 보면 이목구비보다 중요한 것이 바로 '피부'에 있음을 알 수 있다. 매끄럽고 탄력이 있는 탱탱한 피부에 주름도 잘 보이지 않아 5살에서 10살은 어려 보이는 느낌을 받게 된다. 그만큼 전체적인 인상에 영향을 미치고, 노안과 동안을 결정짓는 한 끗 차이는 피부에 있는 것이다.

노화의 흔적이 보이는 피부에는 여러 가지 방법을 적용해 관리해볼 수 있다. 심할 때는 안면거상술과 같은 수술적인 방법이 있고, 비수술적인 방법은 '에어젯 리프팅'의 도움을 받아볼 수 있다.

티 나지 않게 예뻐지는 그녀들의 비밀

에어젯 리프팅은 이마, 팔자주름, 심술보, 목과 같이 피부탄력이 떨어지고 주름이 많은 부위의 안면부 피부의 리프팅을 도와주는 시술이다.

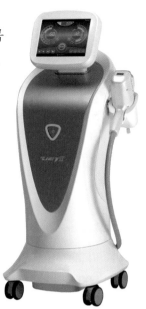

탄력을 잃고 주름진 피부는 진피층의 '섬유아세포'가 줄어들고 콜라겐이 손실된 상태이다. 이 잠든 섬유아세포를 깨워주면서 콜라겐을 활발하게 생성시키도록 유도하는 시술이 바로 '에어젯 리프팅'이다.

시술 방법은 특수 설계된 노즐을 통해 강력한 공기압을 발생시켜서 진피층 깊숙한 곳에 특수 약물을 직접 전달하는 방식으로 진행된다. 360도로 진피층에 전체적으로 퍼지면서 섬유아세포가 자극되고, 콜라겐이 재생되면서 피부 리프팅과 주름 개선에 도움을 준다. 피부 두께와 탄력이 증가하면서 최적의 피부 컨디션을 기대해 볼 수 있는 것이다.

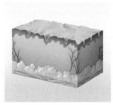

1. 강력한 공기압을 이용해
진피층에 특수 약물을 주입

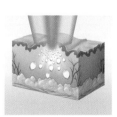

2. 침투된 약물이 피부 진피층에
360°로 퍼지면서 섬유아세포 자극
및 콜라겐 재생을 유도

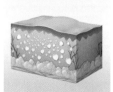

3. 진피까지 침투 후 작용하여
더욱 확실한 리프팅 효과는 물론,
주름 개선에도 도움

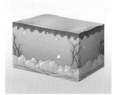

4. 콜라겐 재생으로
피부 두께와 탄력이 2배 증가,
최적의 피부 컨디션을 만들어 줌

진피층에 직접 시술이 가해지는 것이기 때문에 진피층 손상으로 인해 나타났던 주름과 흉터도 에어젯 리프팅 이후 개선이 되는 모습을 관찰할 수 있다. 바늘(니들)을 사용하지 않는 비침습적 시술이기에 피부 절개, 얼굴의 흉터, 멍과 출혈 등이 적어 안전하게 시술을 받을 수 있다.

시술의 효과를 높이기 위해서는 인모드, 캐번 실리프팅, 슈링크 등 다른 리프팅 시술과 함께한다면 시너지 효과가 있다. 이를 위해서는 에어젯 리프팅의 시술 경험이 풍부한 전문 의료진으로부터 받는 것이 중요하다는 점을 기억해야 한다.

시술 후 주의사항은 당일에는 머리를 감지 말고 또한 두피에 강한 자극을 피해야 하고 무리한 운동, 수영, 사우나 등은 일주일 정도 피해주시는 것이 좋으며 시술 부위에 재생 크림을 수시로 발라주면 빠른 피부 회복에도 좋다.

리프팅 레이저, 초음파와 고주파의 차이는?

리프팅 레이저 시술은 종류도 많고 다양하지만, 방식에 따라 크게 두 가지로 나눌 수 있다. 바로 초음파(HIFU)와 고주파(RF)다. 일반인들이 초음파와 고주파의 차이를 알기는 쉽지 않지만, 차이를 이해

티 나지 않게 예뻐지는 그녀들의 비밀

한다면 미용시술을 받을 때 자신에게 잘 맞는 레이저가 어떤 것인지 찾을 수 있게 된다.

우선, 초음파는 말 그대로 미세하게 떨리는 음파를 이용하는 것이다. 초음파가 피부에 진동을 일으켜 노폐물이나 각질을 제거할 때 효과적이며, 피부를 마사지하는 기능도 있다. 특히 피하지방에 진동을 전달하는 효과를 활용해 지방을 제거하는 시술에 사용하기도 한다. 대표적으로 울쎄라, 슈링크, 리니어펌, 더블로 골드 등이 여기에 속한다. 레이저 시술 설명 시 하이푸, 고강도 집속 초음파 등의 단어가 등장한다면, 초음파로 진피층을 자극해 콜라겐 생성을 유도하고 불필요한 지방세포를 파괴하는 효과를 기대할 수 있다.

고주파는 초음파와 달리 진동 대신 피부 내외에서 발생하는 심부 열을 이용하는 원리다. 콜라겐 변성을 유도해 재생에 의한 타이트닝 효과를 발휘하며, 일반적으로 초음파보다 효과가 더 강력하고 적용 범위도 넓은 것으로 알려져 있다. 재생을 유도하므로 여드름 사후관리에도 고주파를 많이 활용하며, 출력을 높이면 심부 열로 지방을 녹여주는 다이어트 효과를 나타내기도 한다. 써마지, 튠페이스, 인모드 등이 고주파 리프팅 시술에 속한다.

최근에는 고주파와 초음파를 동시에 활용하는 레이저가 등장하기도 했다. 리노바 리프팅은 동시에 고주파와 초음파 시술을 피부 타입에 따라 번갈아 시술하는 방법으로, 30~40분의 시술로 리프팅,

탄력개선, 피부 톤과 결 개선 등의 효과를 볼 수 있다.

레이저 리프팅은 워낙 종류가 다양하고 사람에 따라 효과적인 방식도 다르므로 시술을 결정하기 전, 의사의 도움을 받는 것이 바람직하다.

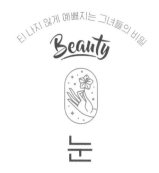

티나지 않게 예뻐지는 그녀들의 비밀

Beauty

눈

눈 밑 볼륨은
동안으로 가는 지름길?

눈가 주변은 표정을 짓기 위해 근육을 자주 움직이고, 매우 얇은 피부로 구성되어 노화 현상이 뚜렷이 드러나는 신체 부위 중 하나다. 특히 나이가 들면서 눈 밑이 꺼지면 눈물 고랑이 깊게 패 나이 들어 보일 뿐만 아니라, 다크서클이 생기면서 우울하고 피곤해 보이는 인상으로 변할 수 있다.

반면 눈 밑 볼륨이 도드라지는 경우, 이른바 '동안'으로 보이기에 유리한 조건을 갖춘 셈이다. 이 때문에 많은 사람은 일부러 애교살을 만들기도 하고, 꺼진 눈 밑을 가리기 위해 컨실러를 사용하기도 한다.

그렇다면 눈 밑 볼륨을 채우기 위해서는 어떻게 해야 할까? 우선, 애교살 필러를 사용하는 방법이 있다. 눈 밑의 꺼진 자리에 필러를 채움으로써 볼륨감을 형성하고, 눈물 고랑과 다크서클을 완화해 생기 있는 눈매를 만들어 준다.

아이슈링크도 눈가 주름 개선과 눈 밑 볼륨에 도움이 되는 시술이다. 얇은 눈가 피부에 적합한 2.0mm 눈가 전용 핑크 팁을 이용해 고강도 초음파 에너지를 전달, 강한 열에너지가 조직을 수축시키고 콜라겐 생성을 유도해 노화의 흔적을 완화할 수 있다.

스프링 모양의 의료용 녹는 실인 캐번실을 진피층에 삽입하고 당겨줌으로써 리프팅 효과를 보는 방법이다. 단순히 피부를 당겨 고정하는 것이 아니라, 콜라겐 재생을 촉진함으로써 젊어 보이는 눈매를 만드는 데 도움을 준다.

최근 처진 눈매나 눈 밑 꺼짐 때문에 스트레스를 받는 여성들 위주로 아이캐번에 대한 관심이 높아지고 있으며, 일시적인 눈매교정 효과에 그치지 않고 2~3년까지 장기적인 효과를 내다볼 수 있다는 것이 장점이다.

티 나지 않게 예뻐지는 그녀들의 비밀

"힘없어 보이는 '처진 눈꼬리' 고치고 싶어요"

사람의 얼굴 중 시선이 가장 먼저 향하는 곳은 바로 '눈'이다. 그만큼 눈은 사람의 첫인상을 판단하는 데 중요한 요소를 차지한다.

면접, 대인관계 등 여러 상황에서 반듯한 인상이 긍정적인 영향을 미친다는 인식이 높아짐에 따라 호감형 인상을 연출하기 위해 눈과 관련된 다양한 시술들이 집중을 받고 있다.

그중 '처진 눈꼬리'를 개선하고자 성형외과를 많이 찾는다.

아래로 처진 눈은 실제 성격과 상관없이 누군가에게 의욕 없는 사람이라는 이미지를 심어줄 수 있으며, 자신조차도 처진 눈을 콤플렉스로 여겨 자신감을 잃는 경우가 종종 있다.

보통 눈꼬리가 아래로 내려가 졸려 보이는 눈은 부정적인 인상을 심어줄 수 있으며, 대부분 나이가 들면 눈꺼풀 피부가 처져서 바라보는 데 심한 불편함을 느낄 수 있다. 이를 내버려 두면 두통이나 시력 저하를 일으키거나 눈가의 피부가 겹쳐져 만성 습진에 시달릴 가능성도 있다.

미국 UCLA대학 데이비드 게펜 의과대의 션 다시 박사의 미 성형외과학회지(Plastic and Reconstructive Surgery) 9월호 논문에서 발표된 연구에 따르면, 눈과 눈꺼풀은 밀접한 관계에 있다. 눈꺼풀 내 압력은 시력에도 영향을 미치는 것으로 알려져 있기 때문이다.

이에 이른바 '처진 눈 성형'에 대한 관심이 높아지고 있다. 처진 눈 성형은 눈 밑 지방 제거와 눈 밑 주름 제거를 하는 하안검 성형술과 함께 사람들이 많이 찾는 수술 중 하나다.

처진 눈 성형 중 대표적으로 먼저 상안검 성형술을 들 수 있다. 흔히 쌍꺼풀 수술로 알고 있으나 이것과는 다른 성격의 수술로, 쌍꺼풀 라인에서 처진 피부를 측정해 절제한 뒤 다시 쌍꺼풀을 만드는 시술이다. 절개법 쌍꺼풀을 시행하면서 절개선을 따라 처진 눈꺼풀 피부를 제거해 주는 것이다.

다만, 아직 눈가 피부의 탄력이 좋고 처진 강도가 중간 정도에 절개가 부담스러운 경우라면 미세한 절개만으로 시행하는 비절개 눈매교정술도 가능하다.

이는 눈꺼풀 안쪽에 의료용 실을 이용해 상안검거근을 묶는 수술로, 피부에 절개를 가하지 않아 흉터나 회복 기간에 대한 부담 없이 또렷한 눈을 만들 수 있다. 불필요한 눈꺼풀 조직을 정돈하는 과정이 없으므로 눈꺼풀이 얇고, 안검하수 증상이 심하지 않으면 적합하다.

그러나 50대 이상은 노화가 진행되면서 눈꺼풀의 피부가 얇아지고 탄력이 떨어지게 된다. 이런 경우 절개법으로 쌍꺼풀 수술을 하게 되면, 부자연스럽고 이상한 모양이 나오기 쉽다는 게 의료계의 조언이다.

이런 경우엔 처진 눈 피부를 제거하고 쌍꺼풀은 눈썹 아래 피부를 제거해 주고, 단 매듭 연속 매몰법으로 쌍꺼풀을 만들어 주는 방법이 추천된다. 이 방법은 자연스럽고 안전하게 쌍꺼풀을 만들어 주면서 처진 눈 피부를 제거해 주는 효과까지 일거양득으로 얻을 수 있다.

'꼬막 눈' 콤플렉스
해결하려면?

고객 중 김모 씨(21)는 최근 이미지 변신을 위해 성형수술을 고려하던 중 친구들로부터 "너 같은 눈 모양은 답도 없다"라는 말을 듣고 충격을 받았다. 김 씨의 눈은 가로 길이가 짧고, 세로 폭도 좁아 마치 작은 동그라미 같은 모양을 띠고 있다. 그는 평소 눈매를 예쁘게 만들어 주는 서클렌즈를 착용하는 것도 꺼린다. 워낙 눈의 크기 자체가 작아 렌즈를 끼면 검은 눈동자만 주목받아 부담스럽기 때문이다.

꼬막 눈을 가진 사람들은 기본적으로 몽고주름이 크게 형성돼 있고 좌우가 짧다. 가로 길이가 짧고 세로 길이가 상대적으로 길어서 답답한 인상을 주게 된다.

이런 경우 쌍꺼풀 수술만 받으면 자칫 단춧구멍에 선만 그어진 형상으로 보이기 쉽다. 따라서 눈의 가로 길이를 길게 해주는 수술과 세로 길이를 길게 해주는 수술을 병행하는 것이 좋다.

앞트임, 뒤트임은 눈의 가로 길이를 길게 해주는 수술이다. 먼저, 앞트임은 눈의 앞쪽을 절개해 가려진 결막 부위가 드러나 보이도록 하는 수술이다. 눈과 눈 사이가 멀고 몽고주름이 있거나 빨간 결막이 거의 보이지 않는 사람이라면 더 효과적이다.

뒤트임은 눈 뒤쪽을 절개한 후 위아래 피부를 벌리면서 뒤로 당겨 넓혀주는 수술이다. 피부에 의해 덮여 가려진 흰자위가 더 드러나 보이면서 눈이 커져 보인다. 눈의 가로 길이를 길게 하는 데 효과적이며 눈과 눈 사이가 좁을 때도 수술할 수 있다.

이때 밑트임을 함께할 것을 권한다. 아래 눈꺼풀 안쪽의 결막을 절개한 후 눈 밑 근육을 아래로 당겨 고정해 준다. 아래 눈꺼풀을 미세하게 내려줌으로써 가려져 있던 눈동자의 바깥 부위가 커지고 눈이 또렷해지는 효과가 있다. 특히 눈꼬리가 올라가 있는 경우에는 밑 트임을 통해 눈매를 교정해 주면 눈이 커지면서 한결 부드러

티 나지 않게 예뻐지는 그녀들의 비밀

운 인상을 줄 수 있다.

눈의 세로 길이를 크게 하는 데 가장 효과적인 수술은 쌍꺼풀 수술이다. 그런데 눈을 뜨는 힘이 약한 경우에는 쌍꺼풀 수술만으로 눈이 커지는 효과를 기대하기는 어렵다. 쌍꺼풀을 만들어 주더라도 눈꺼풀이 올라가지 않아서 눈의 크기에는 큰 변화가 없다. 이때는 눈매교정술을 병행해 눈 뜨는 힘을 강화해 주어야 눈동자가 드러나 보이고 눈이 커져 눈매가 또렷해 보인다.

만약 쌍꺼풀이 없는 경우라면 트임 수술 시 쌍꺼풀 수술을 병행하는 것이 더 효과적이다. 앞트임이나 뒤트임, 밑트임 수술은 눈이 커지는 효과가 쌍꺼풀에 비해 적기 때문이다. 그런데 4가지 수술을 모두 한꺼번에 한다고 해서 눈이 무한정 커지는 것은 아니다.

기대치보다 결과가 실망스러울 수 있으므로, 1~2가지 수술만 먼저 해본 후 변화를 지켜보면서 추가 수술 여부를 결정하는 것이 좋다.

눈꺼풀은 사람마다 모양과 구조가 각기 다르고 피부, 근육, 지방, 안검판 등이 복잡하게 구성되어 있다. 각 요소를 다 고려해서 수술을 결정해야 하는데, 본인에게 맞지 않는 눈 성형을 하게 되면 꼬막눈 개선 효과를 볼 수 없고 오히려 콤플렉스를 악화하는 결과를 낳을 수 있다. 그러니 성형전문인과의 충분한 상담을 통해 본인에게 가장 적합한 수술을 정하는 것이 중요하다.

눈매교정 후 효과가 하나도 없다면!
원인은?

성인이 되고 나서 가장 첫 번째로 고민하는 성형수술 부위는 바로 '눈'이다. 사람의 외모 중 가장 먼저 시야에 들어오기도 하지만 우리의 인상을 결정하는 중요한 부위기 때문이다.

예전만 하더라도 '눈 성형' 하면 무조건 쌍꺼풀 수술이 우선이었지만, 최근에는 '눈매교정'이라는 수술도 생겨나면서 눈 성형의 폭이 넓어져 남녀노소 관계없이 수요가 매우 증가하는 추세다.

특히 눈매교정의 경우에는 해당 수술의 뚜렷한 Before/After가 온라인이나 SNS 등을 통해 급속도로 퍼지면서 더욱 인기를 끌고 있다.

눈을 뜨는 근육, 이른바 '상안검거근'을 올려줘 근육의 힘을 강화해주어 눈을 한층 크게 뜰 수 있도록 해준다. 이처럼 눈동자를 더욱 또렷하게 만드는 원리의 수술인 눈매교정은 처진 눈의 원인을 근본적으로 해결 가능하며, 크고 생기 있는 눈매도 기대해 볼 수 있다.

눈매교정은 수술 이후 인상이 크게 변화하는 만큼 드라마틱한 효과를 얻을 수 있다 보니 그 이목이 쏠리는 이유이기도 하다. 그러나 이에 대한 수요가 늘어날수록 '눈매교정은 상술'이라는 일각의 볼멘소리도 나온다. 수술한 뒤 별 효과를 보지 못했거나, 만족도가 낮

티 나지 않게 예뻐지는 그녀들의 비밀

은 경우가 종종 발생하기 때문이다.

눈매교정은 성형외과들이 유행을 이용해 수입을 챙기고자 하는, 상술일까?

눈매교정을 하는 보편적 이유는 또렷한 눈동자를 원하는 경우, 선천적으로 눈뜨는 힘이 약한 경우, 세 번째는 이전 수술로 눈 근육이 손상돼 안검하수가 생긴 경우, 그리고 쌍꺼풀 라인의 위치를 바꾸고자 하는 경우 등이 해당한다.

안검하수 수술 역시 큰 틀에서 보면 눈매교정에 속하는데, 눈 위 눈꺼풀을 올리는 근육이 선천적 혹은 후천적으로 약해져 위쪽 눈꺼풀이 아래로 처지는 현상을 치료하는 방법이다. 상안검 수술과 하안검 수술 등이 여기에 포함된다.

이에 "눈매교정은 기능적이고 치료의 목적으로 하는 수술이므로 필요한 사람에게는 꼭 필요한 수술"이라는 것이 전문의들의 한목소리다.

그런데 왜 눈매교정은 상술이라는 말이 나온 걸까?

이는 눈매교정이 필요 없는 환자들도 드라마틱한 효과를 볼 수 있을까 하는 기대감으로 무조건 수술을 강행하는 것 또는 간혹 몇

몇 병원에서 이런 환자들에게 수술을 권하는 경우가 생기면서 이러한 이야기가 나오는 것이다.

환자에게 필요가 없는 경우인데도 굳이 권하는 건 상술이 맞다. 따라서, 환자들은 많은 병원에 다니며 여러 전문의에게 상담을 받을 것을 조언한다.

최대한 발품을 팔아 많은 병원에 상담을 가서 자신에게 맞는 수술을 해야 한다.

왜 자신에게 눈매교정 수술이 필요한지, 그 이유를 확실히 말해주는 전문의를 만나야 한다. 만약 여러 군데에서 할 필요가 없다는 의견을 들었다면, 받지 않는 것도 현명한 방법이다.

또한 병원에서 상담을 받으면 전문의나 혹은 상담실장의 설명에서 비롯된 오해일 수도 있는데 눈매교정의 수술 목적에 따라 대부분 눈이 커 보이는 효과를 기대하는 것이 대부분이다. 그러나 수술을 한 모든 사람이 일률적으로 똑같은 결과가 적용될 수 없으며 극적인 효과를 얻을 순 없다.

이는 눈 모양을 비롯한 눈꺼풀의 두께, 위치, 근육의 힘 등이 개인별로 모두 다르므로 결과는 사람마다 다를 수 있는 것이라는 취지다. 이에 자신이 눈매교정을 하는 목적을 분명히 설명하고, 수술 후

티 나지 않게 예뻐지는 그녀들의 비밀

자신이 얻을 결과를 충분히 상담하고 고민해 봐야 한다.

수술이 부담스럽다면 비수술적 눈매교정으로 트리플 눈매교정을 추천한다.

수술은 디자인대로 나오지 않을 수도 있고 한 번으로 끝내야 하는 부담감이 있지만, 시술은 지속해서 수정해 가면서 원하는 모습을 만들어 낼 수 있다. 트리플 눈매교정은 플라즈마를 이용한 시술로, 처진 피부를 개선하는 효과도 있고, 짝눈도 교정하고, 앞트임이나 뒤트임의 효과도 줄 수 있다. 또한, 수술 후 고르지 못한 선을 매끈하게 만들 수도 있고, 부족한 부분을 더 다듬어서 수술로서는 얻을 수 없는 정교함과 탄력을 줄 수 있는 매력이 있다. 수술 전에 트리플 눈매교정 시술해서 만족도를 얻었다면, 수술하지 않아도 되는 장점이 있다.

눈 밑 지방 재배치,
지방 고르게 펴는 게 핵심!

50대에 노화가 시작되면 눈 밑 지방의 모양이 변형되면서 다크서클이 심해지고, 피곤해 보이는 인상을 주게 된다. 나이가 들면 눈 밑 지방을 감싸고 있는 격막 구조가 약해지면서 눈 밑 지방이 밖으로 밀려 나와 불룩해 보인다.

이처럼 눈 아래로 지방이 내려가면서 눈물 고랑이 깊어지고 주름이 심하게 잡히면서 더욱 나이 들어 보이게 되는데, 이 때문에 눈밑 지방 재배치 수술을 통해 콤플렉스를 극복하려는 사람들이 늘고 있다.

실제로 눈 밑 지방 재배치 수술이 필요한 사례로는 눈 밑의 지방이 과도하게 돌출됐거나 눈 밑이 움푹 들어가 혈관이 비쳐 피곤해 보이는 경우, 눈 밑에 주름이 심하게 잡혀 나이가 들어 보이는 경우, 눈 밑이 울퉁불퉁해 눈매가 정돈되지 않은 경우 등이 있다.

이러한 이유로 수술을 고려한다면 눈 밑 지방의 모양을 다시 잡아주는 눈 밑 지방 재배치 시술을 통해 조금 더 환한 이미지를 만들 수 있다. 눈 밑 지방 재배치는 과도하게 튀어나온 부위의 지방을 제거하고, 꺼진 부위에는 지방을 골고루 채워주는 방식으로 진행되는 수술이다.

눈 밑 지방 재배치 수술은 단순하게 눈 밑의 지방을 제거하는 수술보다는 난이도가 높은 편이다. 눈 밑의 지방을 제거하는 것만으로는 개선 효과가 크지 않을 수 있다. 반대로 지방이 너무 많이 제거되면 눈 밑이 오히려 꺼져 보일 수 있어 적절한 밸런스를 조절하는 것이 관건이다.

실제로 눈 밑의 지방을 제거하면, 시간이 지나면서 근처의 지방들도 함께 손실되어 눈 밑이 더욱 꺼져 보일 수 있다. 반면 꺼진 눈 밑에 지방을 이식하면 생착률을 장담하기 어려워 추가적인 수술이 필요할 수도 있다.

따라서 눈 밑 지방에 대한 근본적인 개선을 기대할 수 있으며, 최대한 기존에 있던 눈 밑의 지방 모양을 다시 고르게 바로잡는 방식으로 재배치 수술을 결정하는 것이 좋다. 눈 밑 지방 재배치 수술은 개인의 눈 모양에 따라 내부 고정, 비고정, 절개 방식 등 수술 방법이 크게 달라진다.

따라서 숙달된 전문의와의 충분한 상담을 통해 자신에게 걸맞은 수술 방법을 결정하고, 집도의의 해당 수술 경험과 병원에서 진행하는 수술의 장단점 등을 꼼꼼히 따져보자. 또한 수술 후 사후관리까지 철저히 보장된 병원에서 수술을 받을 것을 권한다.

눈 지방 이식으로
눈매교정 효과 기대

동양인들은 눈꺼풀이 두껍고 지방이 많아 절개법으로 쌍꺼풀 수술을 받는 경우가 많다. 절개법으로 쌍꺼풀을 만들 때는 눈꺼풀의 두꺼운 지방을 적절히 제거해야 하는데, 만약 너무 많이 제거했을 때 문제가 발생할 수 있다.

눈꺼풀 지방을 과도하게 제거한 경우, 생길 수 있는 문제로는 하이-폴드(높은 쌍꺼풀)가 대표적이다. 쌍꺼풀 라인이 높아지면 쌍꺼풀이 두꺼워 보이고 여러 겹의 쌍꺼풀 라인이 생기기도 한다. 주름이 많아 삼중겹, 번데기 눈꺼풀이라고 부르기도 한다. 또, 쌍꺼풀 라인이 불규칙해지거나 양쪽 쌍꺼풀 라인 높이가 다른 비대칭 현상이 일어날 수도 있다.

이처럼 쌍꺼풀 수술 후 라인이 깔끔하게 자리 잡지 못하면 스트레스를 받을 수밖에 없다. 그러나 이미 눈꺼풀 지방을 제거했기 때문에 절개법으로 다시 라인을 잡기에는 부담이 따를 것이다.

바로 이런 경우에 미세지방 이식술을 고려해 볼 수 있다.

미세지방 이식술이란 2mm의 가는 관을 이용해 허벅지에서 지방을 채취한 다음, 순수한 지방만을 분리해 미세한 주사기로 필요한 부위에 주입하는 방법이다. 지방을 채취하고 분리하는 과정 모두 세심한 기술이 요구되므로 시술자의 경험이 무엇보다 중요하다. 매우 미세한 지방 입자를 다루는 과정에서 오랜 경험이 있어야 눈 비대칭 등의 부작용 우려를 방지할 수 있다.

눈 부위 지방 이식술을 통해 눈꺼풀에 지방이 부족해 발생하는 하이-폴드 현상을 개선할 수 있으며, 수술 흔적을 완화하는 효과도 기대해 볼 수 있다. 절개 수술 없이도 눈매교정이 가능하므로 쌍꺼

티 나지 않게 예뻐지는 그녀들의 비밀

풀 수술 후 불만족한 환자들에게 권할 만하다.

눈 부위 지방 이식은 때에 따라 라인 강화법 등의 눈매교정 시술을 병행하기도 하며, 이를 통해 더욱 선명하면서 매끈해 보이는 눈매를 만들 수 있다. 눈 지방 이식 경험이 풍부한 전문의와 상담을 받으면 더 자세한 내용에 대해 알 수 있을 것이다.

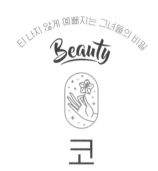

코

코 수술, 보형물 없이
콧대 높일 수 없을까?

: 수술 없이 코가 오뚝해지는 마법 '코실/탑스코'

우리 외모에서 미모를 구성하는 주요 부위 중 '코'는 절대 빼놓을
수 없다. 얼굴의 입체감을 부여해 주는 코는 얼굴 정 가운데에 있어
사람의 인상에서 가장 먼저 눈에 들어오는 부위이기도 하다.

코가 낮아 입체감 없이 밋밋한 얼굴의 경우엔 어딘가 모르게 심
심한 느낌을 주거나 답답한 인상을 가져다주어 콤플렉스로 작용하
기도 한다. 들창코, 매끄럽지 못한 콧대, 지나치게 낮은 콧대 등으로
고민인 사람들은 코 성형을 통해 이를 개선하고자 한다.

일반적으로 코를 높이기 위해서 많이 택하는 방법은 바로 절개를 통한 보형물 삽입이다. 수술적인 방법인데, 이는 피부 절개에 따른 흉터나 통증, 붓기 등의 부담을 감수해야 하고 충분한 회복 기간도 필요하므로 마음먹기 쉽지 않다.

이에 요즘 코 성형, 코 필러의 좋은 점만 모은 신개념 비수술 코 성형 '탑스코'에 대한 관심이 상당하다.

탑스코는 절개 없이 강력한 고정력과 유지력을 가진 간단한 비절개 시술로, 비순각을 교정해 코 모양을 교정해 준다. 코끝을 따라 입술선이 올라가고 턱이 들어가 마치 돌출입을 교정한 듯한 효과까지 기대할 수 있는 것이 강점이다.

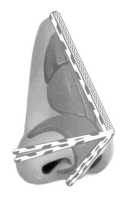

1 코의 근육조직과 피부조직을 고려하여 부위에 맞는 리프팅 실을 사용합니다.

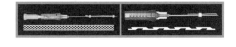

2 PCL 실로 자연스러운 코끝 모양을 잡아주고 코끝 라인의 지지력을 장기간 유지시켜 줍니다.

3 PCL탑스코 캐번 리프팅 실은 소재의 성분과 재질이 우수하여 피부 조직의 콜라겐 성분 촉진은 물론, 연골 세포의 구성 성분인 Proteoglycan이 자연 발생되어 안전하고 유지력이 우수합니다.

강력한 고정력을 가진 특수 리프팅 실과 볼륨효과를 가진 특수 리프팅 실을 조합한 시술이다. 이 2가지 특수한 실을 이용하여 수술한 듯 오똑한 코를 만들어 젊고 입체적인 이미지를 만들어 준다.

간단한 시술로도 극적인 효과와 오랜 유지 기간을 원하거나 보형물에 거부감을 느끼고 인위적인 코 모양이 싫은 사람, 코 수술의 부작용 및 비용이 부담스러운 사람 등이 해당 시술을 하면 좋다. 소요 시간도 15분 정도로 빠르게 진행돼 부담이 적다.

다만 시술 시에는 전체적인 얼굴 조화를 고려한 다음, 정확한 포인트에 실을 삽입해 교정해 주어야 하므로 관련 경험과 노하우가 풍부한 의사를 선택하는 것이 매우 중요하다.

코 필러
시술은?

필러는 안면부 주름의 일시적 개선에 도움을 주는 물질로서 피부를 구성하는 성분인 수분과 콜라겐, 히알루론산 등의 비슷한 성분으로 구성되어 있으며 필러의 종류에 따라, 개인에 따라 유지 기간의 차이는 있으나 평균적으로 약 6개월~12개월 정도 지속한다. 따로 코 부위에 절개하지 않고 주사만으로 필러액을 주입하는 방법이기 때문에 시술 후 바로 일상생활이 가능하다.

비용 부분에서도 수술보다 덜한 편이다. 다만 필러 시술의 경우 근육 마비, 알레르기, 염증 등의 부작용이 발생할 수도 있으며 미간이나 눈 주변에 주사할 때 눈으로 가는 혈관을 막을 땐 시력손실, 실명의 위험도 존재한다. 또한, 다른 부위의 혈관을 필러로 잘못 막게 되는 경우 피부가 괴사하는 등의 위험도 발생할 수 있어 미리 알아두는 것이 좋다.

코 필러 시술은 콧대가 낮아 인상이 밋밋해 보이지만 수술이 부담스러운 분, 비교적 부담스럽지 않은 비용으로 콧대를 개선하고 싶은 분, 울퉁불퉁한 콧대 일부분만 교정을 원하는 분, 비교적 빠른 회복이 필요한 분들께 적합한 시술이다.

다만 필러는 유지 기간이 그리 길지 않기 때문에 주기적인 시술이 필요할 수 있다.

주사를 통해 필러제를 주사하기 때문에 시술 부위에 붉은 자국이 하루 이틀 정도 지속할 수 있으며 개인에 따라 시술 부위에 멍이 들기도 한다. 필러 시술 직후에는 필러가 자리 잡기까지 일정 시간이 소요되므로 손으로 만지거나 충격이 가해지지 않도록 주의해야 하며 안경을 착용하는 분들은 필러가 자리 잡을 때까지는 안경 대신 콘택트렌즈를 사용하는 것을 추천한다.

또한, 땀이 많이 나는 격한 운동과 사우나를 피하고 음주, 흡연은

하지 말아야 한다. 또한, 시술 전 알레르기 반응이 있는 경우에는 반드시 의사에게 미리 알려줘야 하며 필러 시술은 필러제의 주입 위치나 주입량, 종류에 따라 원하는 결과가 크게 달라질 수 있다. 자신의 콤플렉스를 보완하는 선에서 자연스러운 효과를 보기 위해서는 노하우가 풍부한 의사와 상담을 통해 시술을 결정하는 것이 중요하다.

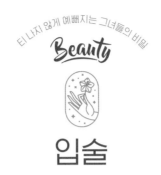

티 나지 않게 예뻐지는 그녀들의 비밀

Beauty

입술

키스를 부르는
입술

   한자로 단순호치(丹脣皓齒)라는 고사성어가 있다. 이는 말 그대로 붉은 입술과 하얀 치아, 즉 빼어난 미인을 일컫는 말이다. 미녀가 되는 필수조건 중에 입술을 언급하고 있다. 일상에서도 예쁜 입술을 '앵두 같은 입술'이라고 표현하는 것을 보면, 입술은 미인이 되기 위한 세 번째 조건이 될 수 있을 것이다.

   입술 미인을 이야기하면, 가장 많이 언급되는 배우가 안젤리나 졸리다. 그녀의 두툼한 입술은 남성들에게 섹시한 아름다움을 선사하는 아이콘이 되었다. 이를 보면, 동양인이 선호하는 입술은 서양인의 입술일 수도 있겠다는 생각이 든다.

입술 성형도 나라에 따라 그 트렌드가 다르다.

외국에서는 두껍거나 과하게 두툼한 입술을 작게 만드는 수술이 인기를 끄는 반면, 아시아권에서는 입술에 볼륨을 높이는 입술 글래머 수술이 중심이 된다. 중요한 것은 입술의 대칭이다. 데칼코마니같이 양쪽이 정확한 대칭을 이루지 못하면 짝입이 되어서 전체 얼굴을 망칠 수 있다.

나비의 양 날개가 대칭되지 못한다면 어떤 일이 발생하겠는가? 입술의 대칭은 수학적인 정확성과 함께 사람의 눈에서 일어나는 착시와 같은 세밀한 부분이다. 이러한 사항들을 전문의와 상의하고 수술에 들어가야 한다.

마치 안경원에서 안경을 맞출 때, 귀의 높이가 다르므로 안경을 세밀하게 조정해서 수평으로 맞추는 작업과 같은 작업이 '필요한 것처럼 말이다. 그렇다고 입술 성형 비용이 적게 들까? 최근 영국에서 입술을 두툼하게 하는 수술비로 1,300여만 원의 돈을 지급했다는 뉴스를 보면, 입술 성형 비용이 만만하게 볼 것은 아닌 것 같다.

키스를 부르고 취업을 부르는 입술 성형, 이 수술은 치과의사 전문의와 함께 컬래버레이션으로 진행한다면 배로 좋은 효과를 부르지 않을까?

티 나지 않게 예뻐지는 그녀들의 비밀

섹시한 입술,
환한 입꼬리 원한다면 '입술 필톡스'

얇고 가는 입술 vs 두툼하고 또렷한 입술.

이 두 개의 선택지 중 하나를 택하라면 당연히 후자다. 자칫 차가워 보이거나 나이가 들어 보일 수 있는 얇고 가는 입술보다는 어려 보이고 호감을 주는 인상의 두툼하고 또렷한 입술이 전체적인 얼굴에 훨씬 더 좋은 영향을 주기 때문이다.

여기에 얇은 입술은 비대칭의 입꼬리를 더욱 도드라져 보이게 한다.

많은 사람의 경우 얼굴의 좌우 균형이 맞지 않는 안면 비대칭 상태가 많다. 선천적으로 얼굴이 비대칭인 경우도 있지만, 잘못된 생활습관 등으로 인해 후천적으로 비대칭이 발생하는 경우가 대다수다.

내 얼굴이 우울해 보이거나 시무룩해 보인다면, 입술 두께와 더불어 입꼬리를 올려주는 방법이 단기간에 큰 효과를 보는 방법이다.

이에 일명 '안면 비대칭' 시술에 관심이 쏠리고 있다.

입술 필러와 입꼬리 보톡스를 합친 해당 시술은 볼륨감 있는 입술은 물론, 부드러운 미소를 짓게 해주는 입꼬리 라인도 만들어 준다. 나아가 입꼬리 비대칭도 교정할 수 있다.

입술이 얇아 차가운 인상, 입술 주름이 많아 노안인 경우, 볼륨 있는 입술을 원하는 사람, 우울해 보이고 시무룩한 인상, 화나 보이는 인상 등이 입술 필톡스에 가장 적합한 케이스다.

입꼬리 보톡스는 '보툴리눔톡신' 성분을 입꼬리 주변 근육에 주사해 근육의 습관을 교정해 주는 시술이기 때문에 자칫 우울한 인상을 줄 수 있는 비대칭 입매 교정 또한 가능하다.

입술 필러는 주름이나 처진 조직에 볼륨감을 채워주는 시술로, 필러 주입 즉시 볼륨감을 확인할 수 있어 만족도가 높은 것이 장점이다. 윗입술과 아랫입술에 필러를 주사해 볼륨감과 함께 입체감을 살려줘 생기 넘치는 동안 외모를 만들 수 있다.

이에 이 2가지 시술을 통칭하는 '입술 필러' 시술은 15분 내외의 시간으로 빠르게 진행된다. 시술 후, 멍이나 붓기가 없어서 바로 일상생활이 가능해 부담 없이 치료를 받을 수 있어 더욱 인기다. 간단시술을 통해 빠르게 효과를 볼 수 있는 입술 필러의 장점에 매력을 느끼는 사람들이 증가하고 있는 것이다.

단순 입꼬리 필러 혹은 입꼬리 비대칭 필러를 시술하는 것과 비교하면, 입술 필톡스는 단 한 번의 시술로 회복 기간도 훨씬 짧고

티 나지 않게 예뻐지는 그녀들의 비밀

외모 변화도 더욱 크기 때문에 만족도가 높다.

  다만 입술 피부는 모세혈관이 많고 피부층의 구조가 복잡해 경험이 많은 의료진을 통해 시술받는 것이 안전하다. 또한, 입술 필러 주입량이나 입꼬리 비대칭 정도를 정확하게 파악하는 전문의에게 시술을 받아야 근육이 마비되는 등의 부작용을 피할 수 있다.

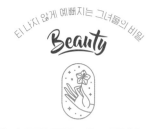

여드름 & 피부

시원하게 모공 청소,
피부도 '스케일링' 시대

우리가 치과에서 주기적으로 스케일링을 받듯이, 피부도 주기적으로 묵은 각질을 청소하는 스케일링이 필요하다.

묵은 각질이 모공 속에 그대로 쌓이게 되면 모공 확장의 주원인이 된다. 이렇게 발생되는 블랙헤드나 화이트헤드 등은 여드름 피부가 되기도 한다. 따라서 주기적으로 모공에 쌓인 노폐물을 제거해 주는 것이 좋은데, '피부 스케일링'을 통해 과도한 피지 분비를 예방할 수 있다. 이를 통해 막힌 모공을 주기적으로 청소하고 관리해 주면 여드름 완화에도 어느 정도 도움이 된다.

여드름은 모공 속에서 빠져나오지 못한 노폐물이 트러블로 이어지는 경우가 대부분이므로, 모공 청소를 통해 피부를 꾸준히 관리해 주면 여드름 발생을 완화시킬 수 있다.

또, 여드름 및 여드름 자국이 깊게 남아 개선이 필요하거나 잔주름 개선 및 매끄러운 피부 결을 만드는 데도 피부 스케일링이 어느 정도 효과를 볼 수 있다.

스케일링은 화학적 혹은 물리적 용액을 이용해서 피부의 각질층과 표피의 일부인 죽은 세포들을 얇게 녹여내는 필링이다. 일반 박피와는 달리 표피를 활성화시켜 건강한 피부를 만들어 주는데, 표피 내 멜라닌 색소를 제거해 건강한 피부 톤을 되찾는 데 도움을 준다. 이처럼 피부에 쌓인 노폐물이 제거되면 피부 톤도 한 단계 밝아진 것처럼 느껴진다.

피부 스케일링은 얼굴이나 등, 가슴 등 다양한 부위에 시술할 수 있으며, 시술에 따라 3~4주 혹은 1~2주 간격으로 꾸준히 스케일링을 진행하여야 시술 효과를 높인다.

스케일링 후 피부는 예민해진 상태이므로 주의사항을 반드시 지키는 것이 중요하다.

먼저, 시술 후 예민해진 피부는 햇빛 등의 자극에 취약하기에 외출 시 자외선 차단제를 사용해 피부를 보호해야 하고 자극받은 피부의 재생을 관리해야 한다.

또한, 스크럽제처럼 피부에 직접 자극을 주는 홈 케어는 시술 후 일주일 이후에 하는 것이 좋다. 목욕탕이나 사우나 등 지나치게 뜨거운 물과 공기로 피부에 자극을 주는 것도 삼가야 한다.

처진 피부엔 '초음파'…
느슨해진 피부엔 '고주파'

나이를 먹으면 누구나 피부가 노화되고 눈 밑, 턱, 볼 등 얼굴 전체적으로 피부가 늘어지기 마련이다. 개인마다 실제 피부 노화에 대한 체감 시기는 모두가 다른데, 이는 각자의 피부 상태에 따라 달라진다.

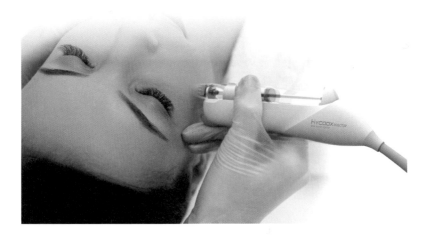

상대적으로 피부가 얇고 피하지방이 적은 사람은 피부가 두꺼운 사람보다 일찍 눈가 주름과 피부 건조, 탄력이 떨어짐을 느낀다.

이러할 때를 대비하는 가장 효과적인 방법으로 리프팅 레이저 시술이 꼽히는데, 이 시술은 피부를 지지하는 콜라겐과 엘라스틴 재생을 유도하여 모든 사람에게 효과적이다.

이에 피부 노화를 늦추고 예방하고자 많은 사람이 피부과를 찾아 해결 방법을 고민하지만, 시중에 출시된 레이저 치료나 시술 등이 너무 종류가 다양해서 어떤 것을 받아야 할지 소위 '정신적 혼란'에 빠지는 경우가 대다수다.

40대 이후 탄력이 저하돼 처진 피부, 그리고 30대에 들어서면서 비교적 피부 처짐이 심하진 않으나 느슨해져 탄력을 주고 싶은 경우에는 각각 어떤 레이저로 시술을 받는 것이 적합할까.

레이저 시술에는 고강도 집속 초음파 방식과 고주파 방식이 대표적이며, 이 둘은 에너지 도달 깊이와 작용 방식에서의 차이가 있다.

결론부터 말하자면 처진 피부에는 초음파 레이저를, 느슨하고 힘없는 피부에 탄력을 주기 위해서는 고주파 레이저가 효과적이라는 것이 전문의들의 조언이다. 그러나 탄력과 리프팅 효과 전부를 원하는데 얇은 피부를 가지고 있다면, 고주파 레이저 중 인모드 레이저를 추천한다.

 먼저 초음파 레이저가 필요한 사람은 처진 피부를 가진 사람들로, 이들에게 확실한 리프팅 효과를 가져다줄 수 있다. 단, 피부가 얇고 얼굴에 살이 없는 사람은 지방소실로 인해 이른바 '볼 꺼진 증상'이 발생할 수도 있으므로 충분한 상담 후 시술을 해야 한다.

 초음파는 우리 피부 가장 깊은 근막(SMAS)층까지 도달하는데, 작은 열 응고점을 근막에 만들고 자극받은 조직이 수축하면서 확실한 리프팅 효과를 준다. 또한, 근육과 피하지방, 진피층까지 영향을 주어 불필요한 지방을 연소시키고 새로운 콜라겐을 만들어 낸다.

 반면, 피부가 전체적으로 느슨해진 느낌을 받는 사람에게는 고주파 레이저가 효과적이다.

 주로 진피층에 작용하는 고주파 레이저는 10만 헤르츠(Hertz) 이상의 교류전류로, 피부 속 물 분자를 회전시켜 열을 발생시키는 원리다. 즉각적인 콜라겐 합성, 엘라스틴 재생 등을 발생시켜 피부탄력에 효과적이며 대표적으로 써마지, 인모드 등의 장비가 있다.

 이러한 레이저 시술이 아무리 비수술적이고 간단하더라도 사람마다 피부 상태에 따라 적용하는 레이저가 다르다. 그러니 시술 사례가 많은 전문의와 충분히 상담해야 한다.

티 나지 않게 예뻐지는 그녀들의 비밀

내 피부 유형에 알맞은
스킨부스터 알아보는 법!

요즘 피부과에서 이른바 가장 '핫'한 시술은 바로 '스킨부스터' 주사이다.

이는 스킨(Skin)과 부스터(Booster)를 합친 말로, 말 그대로 '피부 촉진제'라는 의미가 있는 해당 시술은 피부를 좋게 만들고 돋워주는 모든 성분물질과 시술을 지칭한다.

스킨부스터의 대표적인 성분들은 각종 유효성분, 비타민, 아미노산, 미네랄 등을 조합해서 만든 제품인데, 필로르가 135(샤넬 주사), 연어 주사(아기 주사), 리쥬란힐러, 엑소좀, 뉴라덤, 볼라이트, 블루밍셀, 베이비콜라겐 주사 등의 이름으로 불리는 시술들이 이에 해당한다.

그중에서도 가장 잘 알려진 스킨부스터 2종은 리쥬란과 샤넬 주사이다. 스킨부스터라는 같은 카테고리에 속한 이 2개의 시술은 효능도 비슷하게 알려져 간혹 이 두 시술 간에 차이점이 무엇인지 헷갈리는 사람들이 많다.

리쥬란과 샤넬 주사, 두 시술의 차이점은 무엇이고 어떠한 사람이 어떠한 시술을 받아야 효과를 볼 수 있는지 알고 받아야 한다.

먼저 리쥬란은 연어에서 추출한 DNA를 주성분으로 하는 제품으로, 이 연어 DNA는 피부 장벽을 강화하고 피부탄력을 증진해 주는 효과를 가지고 있다. 또한, 잔주름을 개선해 주는 효과도 있다.

리쥬란 시술은 피부를 도톰하게 하고 탱글탱글 생기 있어 보이게 하는 데 초점이 맞춰져 있다. 따라서, 자신의 피부가 얇고 예민해 탄력개선과 장벽을 강화하길 원한다면 리쥬란 시술이 적합하다.

샤넬 주사는 피부에 필요한 50여 가지 성분이 혼합된 칵테일 같은 제품이다. 피부에 비타민을 비롯해 아미노산 등 여러 성분이 한 앰플에 들어가 있다고 할 수 있다. 그러므로 피부 톤 개선, 홍조, 모공 등 전체적인 피부 컨디션을 개선하는 데 도움이 된다.

전반적인 피부 컨디션을 높이는 데는 리쥬란보다 효과가 좋지만, 피부 장벽을 튼튼하게 해준다거나 탄력을 주는 데는 리쥬란보다 효과가 떨어진다는 한계점이 존재한다.

비교해 보자면 리쥬란이 조금 더 빠른 시간 내에 효과를 볼 수 있는 장점이 있고, 샤넬 주사는 피부 토양의 컨디션이 좋아지기까지 반응이 더 오래 걸리는 경향이 있어 오랜 시간 두고 지켜봐야 한다.

이렇게 각각의 장점이 있으므로, 상황에 따라 어떤 시술을 받을 것인지 선택이 나뉠 것이다.

피부가 얇고 눈가나 눈 밑, 전체적으로 얼굴에 잔주름이 많은 사람이 피부를 도톰하게 하면서 잔주름 개선 등 전체적인 피부탄력을 중점적으로 두고 싶다면 리쥬란 시술을 추천한다.

반면 전체적인 피부 컨디션을 개선하고 싶은 사람, 즉 홍조 또는 모공 그리고 피부의 칙칙함을 개선하고 싶다면 샤넬 주사가 좋다. 시간이 조금 오래 걸리더라도 여러 가지 피부에 대한 개선 효과를 보길 원한다면 샤넬 주사를 맞는 것이 현명하다.

스컬트라, 다른 시술과 어떻게 다를까?

콜라겐은 진피층의 구성 성분으로서 피부 건강과 탄력 유지에 꼭 필요하다. 나이가 들어 콜라겐이 부족해지면 피부에 주름이 생기고, 탄력이 떨어져 아래로 처지기 시작한다. 따라서 피부 노화로 인해 고민하고 있다면 콜라겐 합성을 촉진할 수 있는 시술을 받는 게 좋다.

스컬트라는 PLLA(Poly-L-Lactic Acid)로 불리는 성분을 이용해 진피층의 콜라겐 생성을 돕는 주사 시술이다. PLLA가 진피층을 자극해 주름을 개선하고 피부의 볼륨을 만들어 줌으로써 보다 젊어 보이는 효과를 얻게 된다.

피부 자체의 콜라겐 생성을 촉진하기 때문에 효과가 지속력이 긴 것도 장점이다. 시술 후 6~12개월가량 서서히 콜라겐 재생이 진행되어 평균 2년가량 효과가 유지된다.

주사 시술이라는 점에서 스컬트라는 가끔 필러, 콜라겐 부스터 등과 혼동을 일으키기도 한다. 하지만 스컬트라는 구성 성분에 있어 다른 시술과 확연히 구분된다.

필러의 경우 히알루론산을 주성분으로 볼륨이 필요한 부위에 주입하여 더욱 입체적인 얼굴로 만들어 주는 시술이다. 주로 푹 꺼진 눈 밑, 팔자주름, 이마나 턱 끝, 코끝 등의 부위에 주입해 볼륨감을 만들어 준다.

콜라겐 부스터는 피부에 직접 손상된 피부조직을 복원하는 생체복합물질(Poly Nucleotide, PN)을 주입해 자연스러운 볼륨감을 형성한다.

이처럼 스컬트라는 다른 시술과 비슷해 보이지만 성분이나 원리 면에서 차이를 보인다. 주름과 탄력개선이라는 점에서는 비슷해 보일지 몰라도, 지속 기간이나 효과 면에서 차이가 날 수 있으므로 전문가의 도움을 받아 꼼꼼히 따져봐야 한다.

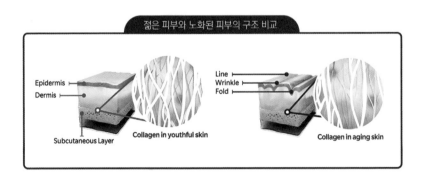

젊은 피부와 노화된 피부의 구조 비교

Epidermis
Dermis
Subcutaneous Layer
Collagen in youthful skin

Line
Wrinkle
Fold
Collagen in aging skin

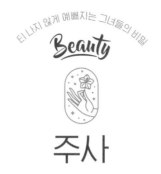

티 나지 않게 예뻐지는 그녀들의 비밀

Beauty

주사

피부를 위한 영양주사,
이런 경우라면 다시 생각해 보세요!

피부과를 방문하면 각종 주사를 만날 수 있다. 백옥 주사, 마늘주사, 태반주사 등 이름도 성분도 다양하다. 시술에 오랜 시간이 걸리지 않고 바로 일상생활 복귀가 가능해 중요한 자리를 앞두고 주사시술을 알아보는 사람들이 많다.

하지만 무엇이든 과하면 모자람만 못한 법이다. 영양주사도 과잉처방에 따른 문제가 드러나고 있으므로 반드시 전문의와 상담 하에 자신에게 필요한 시술인지 알아본 후 결정하는 것이 좋다.

영양주사의 성분은 글루타치온, 푸르설티아민 등으로 다양하지만 비타민이 추가되는 경우가 많다. 따라서 여러 가지 성분을 섞은 칵테일 주사를 맞을 때 비타민 등 일부 성분이 과다하게 포함될 수 있다. 중복성분 과다투여에 따른 문제가 발생할 수 있음을 염두에 둬야 한다.

비타민 B·C 같은 수용성비타민은 소변으로 배출되므로 문제가 없다고 생각할 수 있지만, 신장이 좋지 않은 기저 질환자라면 문제가 된다. 또 비타민 A·D 같은 지용성비타민과 일부 미네랄성분은 몸에 축적될 경우 건강에 해로우므로 잦은 투여를 피해야 한다.

또 심혈관질환이 있거나 고혈압이 있는 경우, 영양주사를 맞을 때 다량의 수분이 혈관으로 흘러 들어가면서 심장에 부담이 될 수 있어 주의해야 한다. 간이나 신장기능이 떨어질 때도 지양하는 것이 낫다.

미용시술이라고 해서 몸에 별문제가 없을 것이라고 가볍게 생각해서는 안 된다. 아무리 좋은 주사 시술이라도 내 몸에 맞지 않는다면 득보다 실이 크다는 것을 기억하고, 전문의의 판단 아래 시술을 받아야 한다.

티 나지 않게 예뻐지는 그녀들의 비밀

윤곽주사,
이름은 같지만, 종류는 4가지?

갸름하고 세련된 얼굴형을 갖고 싶지만, 뼈를 깎는 수술은 부담스러운 사람들이 알아보는 방법의 하나가 바로 윤곽주사다. 하지만 윤곽주사가 정확히 무엇인지 아는 사람은 그리 많지 않다. 통칭해서 윤곽주사라고 부를 뿐, 윤곽주사는 크게 4가지 종류로 나뉜다.

얼굴형을 결정하는 요소는 다양한데, 턱의 넓이와 턱 끝의 각도, 사각턱의 유무, 광대뼈가 돌출된 정도에 따라 판단할 수 있다. 타고난 얼굴형은 그리 크지 않지만, 노화로 인해 피부가 처지면서 얼굴이 커 보이는 예도 있다.

이처럼 사람마다 각기 다른 얼굴형을 고려해 윤곽주사 시술을 적용하게 된다. 전체적인 얼굴 라인을 갸름하게 만들어 주는 윤곽주사와 사각턱을 완화해 주는 사각턱 보톡스, 턱 끝에 볼륨감을 주는 턱끝 필러, 늘어진 턱 라인을 정리해 주는 이중턱 주사 등으로 나눌 수 있다.

따라서 자신의 얼굴형을 크고 넓어 보이게 만드는 원인이 무엇인지 정확히 파악하고, 경험이 풍부한 의사를 만나 어떤 주사가 효과적일지 자세히 상담을 받는 것이 좋다. 예를 들어 턱 라인이 무너져서 얼굴이 커 보이는 것인데, 사각턱 보톡스를 맞는다면 효과가 미미할 수 있다.

또한, 윤곽주사는 병원마다 사용하는 성분과 배합이 다를 수 있으며, 주로 사용하는 보톡스나 필러 종류도 다르므로 미리 꼼꼼히 따져 봐야 한다.

윤곽주사는 시술 시간이 짧고 붓기나 멍, 흉터 걱정 등이 적은 것으로 알려져 있다. 그러나 개인체질이나 주사 성분에 따라 피부 함몰, 처짐, 붓기 등의 부작용이 나타나기도 하므로 주의하는 것이 좋다.

티 나지 않게 예뻐지는 그녀들의 비밀

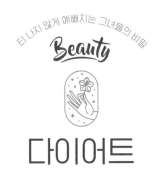

티 나지 않게 예뻐지는 그녀들의 비밀

Beauty

다이어트

다이어트 성공했는데 다시…
'요요현상' 극복할 수 있을까?

많은 사람이 다이어트를 새해 목표로 정한다. 작심삼일로 끝나는 경우도 많지만 성공하는 예도 적지 않다. 하지만 성공하다가도 잠시 방심하면 금세 도로 살이 쪄버린다. 이른바 '요요현상' 때문이다. 요요현상을 몇 차례 경험하면 다이어트를 하기 전부터 두려움이 생긴다.

보통 체중 감량에 성공했다 하더라도 2~3년은 그 체중을 유지해야 요요현상이 나타나지 않는다. 물론 쉬운 일은 아니다. 한 연구에 따르면 5년 후 처음 계획했던 체중 감량 목표를 달성하고 있는 사람은 5%도 못 미치는 것으로 나타났다.

요요현상은 사실 지극히 당연한 신체 현상이다. 인체 내에는 원래 체중으로 돌아가려는 '항상성'이 있기 때문이다. 몸을 탓하기보다는 어떤 이유에서 그런지부터 알아야 한다.

체중이 감소하면 음식을 찾는 욕구는 더 강해진다. 1일 에너지 소비량도 다이어트 이전보다 많이 줄어든다. 이런 모든 현상은 몸 안에 지방을 비축해 놓으려는 경향 때문에 나타난다. 또 지방을 분해하는 효소의 활동도 뚝 떨어진다. 즉, 의지와 상관없이 몸은 체중이 늘어나는 방향으로 움직이는 것이다.

다이어트를 위해서는 운동도 운동이지만 식이 조절도 병행해야 한다. 따라서 목표한 만큼 다이어트에 성공했다 하더라도 곧바로 식사량을 늘리는 것은 좋지 않다. 우리 몸이 다시 살찔 준비를 하고 있기 때문이다. 3~6개월간은 다이어트 당시 식사량과 같이 조절하고 식사량을 늘리더라도 아주 소폭에 그쳐야 한다. 몇 kg을 뺐다는 사실에 만족해 예전처럼 식사하면 대부분 다시 살이 찐다.

약속이 있으면 '오늘은 어느 정도만 먹겠다'라는 원칙을 정하고 나가는 것이 좋다. 과음·과식한 다음 날은 평소보다 식사량을 줄여 지방이 몸에 쌓이는 것을 막아야 한다. 피자, 햄버거와 같은 고열량 식품은 피하고 과일이나 채소로 배를 채우면 섭취 열량을 줄

티 나지 않게 예뻐지는 그녀들의 비밀

일 수 있다.

배고픈 상태에서 쇼핑하는 것도 금물이다. 십중팔구 음식을 찾게 되기 때문이다. 식사할 때는 천천히 꼭꼭 씹어 먹는 것이 소화와 요요현상 극복에도 도움이 된다. 집에서는 헐렁한 옷보다는 타이트하게 맞는 옷을 입는 등 긴장된 생활을 유지하는 것도 좋다.

운동도 빠뜨리지 않는 것이 중요하다. 요요현상이 나타나는 이유 중 하나가 바로 근육이 약해졌기 때문이다. 근육이 다시 강해지면서 에너지 소비량이 늘어나 많이 먹게 되므로 수영, 에어로빅, 웨이트 트레이닝과 같은 운동을 꾸준히 해나가는 것이 좋다.

헬스장, 홈트 다 싫다면…
요요현상이 적은 HCG 다이어트

2020년은 그 어떤 해보다 예측 불가능한 수없는 변화의 연속이었다. 코로나 19라는 전례 없는 팬데믹이 세계를 덮쳤다. 이는 우리의 라이프스타일 양상을 바꾸어 버린 한 해가 되어버렸다.

이런 코로나 창궐에 '홈트족'이 늘어났지만, 집에서 운동하기란 생각보다 쉽지 않다. 층간소음이라는 현실적인 문제도 공존한다.

다이어트 판도까지 바꿔버린 코로나바이러스는 사회적 거리 두기로 외부활동과 운동이 제한되면서 급격히 살이 찌거나, 다이어트에 실패하는 사례가 급증하고 있다.

이에 요즘과 같은 시기에 'HCG 다이어트'를 추천한다.

HCG 다이어트는 HCG 호르몬을 몸속에 흐르게 함과 동시에 하루 섭취 칼로리를 500kal로 제한해 신체가 영양분의 공급이 부족하다고 느끼게 해주는 다이어트 방법이다.

HCG는 '인간 융모성 생식선 자극 호르몬'이라고 불리며, 임신했을 때 태반에서 나와 태아의 성장을 돕는 기능을 한다. 1954년 체중 감량에 이용하여 성공한 이후, 미국과 남미 등 몇몇 나라에서 사용되고 있다.

해당 방법은 그동안 저장해 두었던 불필요한 지방을 녹여 내보내 체중을 줄여주는 원리로, 칼로리뿐만 아니라 음식의 종류를 제한하여 만족도가 높다. 체력은 유지하면서 지방만 제거하는 방식이다.

대다수가 다이어트 시 많이 하는 단식과 같은 초 저열량 다이어트는 근육량이 줄어듦과 동시에 기초대사가 줄어들어 요요가 오기 쉬운 체질이 되는데, HCG 다이어트를 하게 되면 지방을 많이 연소시켜 다이어트 후에 근육량의 소실이 거의 없는 것이다.

고백하자면, 필자도 소아 비만이었다. 초등학교 4학년 때 이미 60kg을 훌쩍 넘어버렸고, 예쁜 옷도 입고 싶고, 연애도 해야 하는 대학 시절부터는 다이어트와의 전쟁 아닌 전쟁을 치르다가 휴전했다 또 치르고를 반복했다. 아마 많은 여성이 그러하리라 생각한다.

그러던 중 2010년 12월 어느 날, 절친한 친구인 미국의 산부인과 의사로부터 HCG 호르몬 다이어트를 처음 알게 되었다. 요요가 없다는 말에 나는 말도 안 된다고 일축해 버렸지만, 왠지 실험하고 싶어졌다.

확인하기 위해 시작한 실험은 가히 성공적이었다. 나는 철두철미하게 프로토콜을 지켰고, 그 결과 2개월 동안 체지방만 9.8kg이 줄었다.

10년이 지난 지금도 약간의 체중 감량과 증가는 있었지만, 여전히 그 당시의 몸무게인 48kg대를 유지하고 있다.

다이어트를 성공적으로 마무리하였다 하더라도 늘 중요한 문제는 유지의 문제이다. 여기서 요요 문제와 부딪치게 되는데, 요요를 방지하기 위해서 중요하게 생각해야 하는 것은 세트 포인트이다.

세트 포인트 이론은 인체가 정해진 체중을 유지하려고 하는 에너지 대사율의 측면에서 볼 때, 자신이 좋아하는 체중으로 돌아가기 위하여 식사의 패턴뿐만 아니라 에너지 대사율이 조절되는 것을 말한다. 세트 포인트는 개인마다 차이가 있지만, 일정한 체중을 유지하려는 성질로, 그 어느 지점의 체중조절 점을 말한다.

요요현상을 없애려면 반드시 세트 포인트까지 체중을 내려야 한다. 그래야 약간 마른 듯한 몸이 된다. 대개 목표체중에서 5kg 정도 남았을 때 제일 보기가 좋다. 주변에서는 "너무 초췌해 보인다", "몸이 어디 안 좋냐?", "이러다 큰 병 난다" 등 성화가 대단할 것이다.

이때부터는 체중이 떨어지는 속도도 아주 더디다. 지방층 중에서도 견고한 지방층만 남아서 열심히 해도 본인이 생각한 만큼 체중이 확 떨어지지 않는다. 이때는 마음의 여유를 갖고 꾸준히 밀고 가는 것이 중요하다.

체중은 비록 떨어지는 속도가 느려져도 사이즈의 변화는 훨씬 많이 오기 때문에 포기하지 말고 반드시 목표체중까지 진행해서 몸을 고정시켜야 요요현상을 막을 수 있다.

본인도 옷을 입으면 편하고 처음보다는 많이 빠져 보이기 그 때문에 만족하고 그만두기 쉽다. 그러면 보통 3개월은 그런대로 유지되다가 6개월 이내에 체중이 확 올라가는 경우가 많다. 그것은 바로 몸이 고정이 안 된 상태에서 멈춰 생활 리듬이 조금만 무너져도 쉽게 올라가는 것이다.

티 나지 않게 예뻐지는 그녀들의 비밀

감량된 체중과 체지방량을 뇌에서 기억하려면, 최소 6개월에서 1년 정도 인내의 시간이 필요하다고 한다. 다이어트 기간 지켜온 식습관과 운동을 습관화하여, 뇌가 익숙해지도록 만들어 주어야 한다. 그러니 세트 포인트가 올라가지 않도록 명심하며, 가짜 배고픔의 식욕과 허기 등의 유혹에서 벗어나도록 해야 한다.

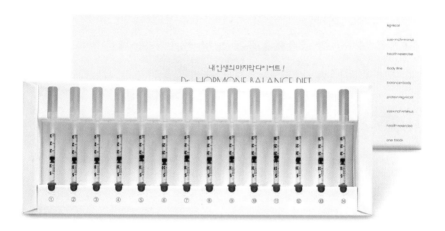

나도 '황금 골반'이 될 수 있다…?
골반 시술 뜯어보기

조금 이르긴 하지만 이제 곧 여름이 다가오고 있다. 몸매관리를 하는 사람들은 벌써 식단관리와 체중조절에 돌입하기도 한다. 모두가 '콜라병' 몸매를 꿈꾸며 2021년 여름을 보낼 생각에 들뜨는 시기가 온 것이다.

소위 말하는 콜라병 몸매는 볼륨이 살아 있는 가슴과 힙 그리고 골반까지 이어지는 매끄러운 바디 라인을 일컫는다. 이는 여성미를 부각시키는 필수 요소이며, 요즘 시대에 추구하는 몸매 지향점이기도 하다.

이렇게 건강하고 탄력 있는 몸매는 많은 여성이 꿈꾸는 이상향이면서도 현실적으로 이루기 어려운 부분이 있다. 이른바 '애플힙', '버블힙'까지는 주기적으로 운동을 병행하면 가능할 일인지도 모르겠지만, 빈약한 골반은 운동으로도 개선이 불가하기 때문이다.

'황금 골반' '명품 골반'이라는 말이 있을 정도로 골반은 아름다운 몸매의 필수조건이지만, 모두가 이상적인 골반 라인을 갖고 태어나는 것이 아니다. 태생적으로 체구가 작다거나 힙이 크고 처진 경우에는 좀처럼 관리가 쉽지 않다.

결국, 최후의 수단은 의학적인 방법을 통해 근본적인 문제를 개선해 주는 것이다. 그간 골반의 크기는 선천적인 구조를 교정하지 못하는 것으로 알려져 골반과 관련한 성형수술은 존재하지 않았다.

그러나 지난 2017년 국내 대학병원 건양대병원 정형외과 팀과 미국 하버드 의대가 공동으로 '세계 최초' 골반 성형술에 관한 연구를 발표하면서 골반 교정이 가능해짐이 입증됐다. 해당 연구를 계기로 골반도 성형할 수 있다는 것을 입증한 것이다.

티 나지 않게 예뻐지는 그녀들의 비밀

수술은 골반 쪽 피부를 절개한 후 금속과 실리콘 재질의 보형물을 골반에 덧대어 고정하는 방법으로, 시간은 약 30분 정도밖에 소요되지 않는 비교적 간단한 수술로 전해진다.

이로 인해 골반의 선천성 기형이나 후천성 변형을 바로잡을 수 있고, 골반이 작은 경우 확대 수술도 가능할 것으로 보여 이른바 '골반 미인'을 만들 수 있게 되었으며, 해당 수술법은 국제특허를 취득했다.

그러나 이렇게 흔히 알려진 골반에 보형물을 삽입하는 방법은 부작용과 이물감, 흉터 등 여러 불편함을 감수해야 한다는 한계가 있다는 지적도 나온다. 이에 골반 지방 이식이나 골반 필러와 같은 골반 시술이 대안으로 떠오르고 있다.

골반 지방 이식은 자가 지방을 활용해 체형을 교정한다. 엉덩이나 옆구리, 허벅지 등의 신체 부위에서 불필요한 지방을 채취한 후 볼륨이 부족한 부위에 이식하는 방식으로 진행된다. 불필요한 지방 제거와 라인 교정이 동시에 이루어지며 원하는 부위에 선택적으로 볼륨감을 부여할 수 있어 개인별 맞춤 골반 성형이 가능하다.

단, 신체에 지방이 적다면 시술이 불가할 수도 있다. 이런 이유로 지방 이식이 어렵다면 골반 필러를 택할 수 있다. 골반 필러는 안정성 높은 히알루론산 필러를 이용해 울퉁불퉁하거나 빈약한 골반 라인에 볼륨감을 부여하는 시술로, 부위에 따라 미세 교정이 가능하며 개인별 체형을 고려한 맞춤 디자인으로 자연스러운 결과를 만들어 낼 수 있다.

또 골반 필러는 상대적으로 간단한 시술이다 보니 부담도 적고 볼륨 있는 골반 라인을 얻을 수 있다는 장점도 있다. 그러나 감염, 염증, 비대칭 등의 부작용의 가능성도 언제나 나타날 수 있다는 점도 인지해야 하므로 신중해야 한다.

같은 시술이라 하더라도 의사의 역량과 노하우에 따라 결과가 크게 달라질 수 있으므로 개인별 체형, 피부 등을 고려해 맞춤 디자인이 이루어져야 한다.

트루스컬프 ID 시술로
아름다운 몸매 완성할 수 있을까?

코로나바이러스 감염증 사태가 장기화하면서 실내생활이 늘고 운동시설을 이용하는 데도 제약이 생긴다. 이에 점점 늘어나는 살들을 감당할 수 없는 분들이 많아지고 있다. 게다가 날씨까지 추워지다 보니 활동량이 더욱 줄어들면서 다이어트는 남녀노소 모두의 숙제가 되었다.

또한, 요요현상으로 인해 다시 살이 찌게 되고 다이어트를 다시 시작하는 등 반복하다 보면 결국 피부는 탄력을 잃는 것은 물론이며, 울퉁불퉁 보기 싫은 상태가 되므로 또 다른 문제를 일으키게 된다. 이를 해결하고자 체지방도 감량하면서 피부의 탄력까지 같이 해결할 수 있는 트루스컬프 ID 시술 프로그램은 쉽게 빠지지 않는 얼굴 살이나 군살 등을 잡아 드리며, 지방과 탄력을 함께 해결해 드릴 수 있는 시술법이다.

비만과 노화가 동시에 찾아오면 이중턱이 생기고, 볼살이 처지고, 얼굴선까지 비대칭이 되면서 많은 분의 고민이 크다. 또한, 다이어트와 요요현상이 반복될 때도 마찬가지로 간단한 트루스컬프 ID 시술 프로그램을 통해 관리를 받게 되면 안전하게 원하는 결과를 얻을 수 있다.

물론, 수술적인 방법도 생각해 볼 수 있다. 지방흡입이나 절개술 등을 받으면 지방을 제거하는 효과를 볼 수 있다. 하지만 살이 처지는 현상이나 울퉁불퉁해지는 부작용이 동반될 수 있을 뿐만 아니라 시간적으로나 비용적으로 부담이 커서 고민하시는 분들이 많다. 그래도 이 트루스컬프 ID 시술 프로그램으로 관리를 받으면 단 한 번만 시술을 받더라도 대략 24% 정도의 지방세포를 효과적으로 제거할 수 있고 탄력 있는 피부까지 만들 수 있으므로 들인 비용이나 시간에 비해 높은 만족도를 얻을 수 있다.

특히, 페이스뿐만 아니라 부유방, 팔뚝 살, 등살, 윗배 및 브라 라인, 옆구리살, 아랫배, 엉덩이, 허벅지 또는 종아리 등 어느 곳이든 관리를 받아 매끄럽고 탄력 있는 몸매를 완성할 수 있다.

트루스컬프 ID 시술 프로그램은 최대 15mm 깊이의 지방층까지 강력한 고주파를 균일하게 전달하고, 지방층 온도를 43~44℃로 유지할 수 있게 해준다. 이때 실시간으로 온도를 제어하는 시스템을 통해 표피의 손상도 최소화하며 안전하게 시술을 받을 수 있다. 효과는 대략 6주에서 8주 정도 후에 나타나기 시작한다. 12주 정도에 걸쳐 지방세포가 사멸하면, 자연적으로 체내 밖으로 배출이 되게 된다.

이렇게 일정하게 유지가 되는 실시간 온도 제어 시스템으로 인해 통증이나 피부가 손상될 가능성을 최소화하면서 관리를 받으실 수

티 나지 않게 예뻐지는 그녀들의 비밀

있어 예민하신 분들도 안심하고 시술을 받으실 수 있다. 더불어 부작용에 대한 걱정도 줄일 수 있다.

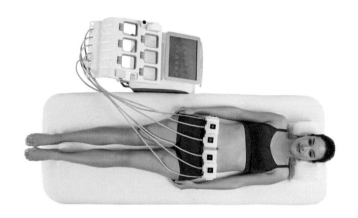

운동으로도 없어지지 않는 군살, 튠바디 시술은 어떨까?

야외활동이 줄어들고 실내에서 보내는 시간이 늘어나면서 입이 심심하다는 이유로 불필요한 군것질을 하는 사람들이 늘어나고 있다. 그뿐만 아니라 외식을 줄이니 자연스럽게 배달음식을 자주 주문하게 되고, 이는 체중 증가로 이어지게 된다.

이렇게 갑작스럽게 고열량을 섭취하면 금세 복부에 군살이 붙기 마련이다. 그뿐만 아니라 엉덩이와 허벅지를 중심으로 울퉁불퉁한 셀룰라이트가 형성되기도 한다. 축 늘어진 지방과 함께 셀룰라이트는 바디 라인을 무너뜨리는 대표적인 주범이라고 할 수 있다.

여성들의 하복부에 축적된 지방은 호르몬의 영향에 의한 것이기 때문에 열심히 운동하고 식사를 조절하더라도 쉽사리 없어지지 않는다. 특히 셀룰라이트는 다른 부위의 지방과 달리 잘 분해되지 않는 것으로도 유명하다.

여름은 다가오고, 군살은 빠지지 않아 마음이 다급하다면 지방세포를 선택적으로 파괴하는 바디 리프팅 시술에 대해 알아보는 것도 도움이 된다. 튠바디는 비침습적인 방식으로 피부 속 깊은 곳까지 3D 입체 초음파를 전달함으로써 다른 조직에 영향을 주지 않고 지방세포만 골라 파괴할 수 있는 시술이다.

악센트 프라임을 이용해 원하는 부위에 원하는 깊이까지 집중적으로 에너지를 전달함으로써 지방세포 사멸을 유도한다. 이를 통해 4주 동안의 짧은 기간 동안 사이즈 변화를 이끌어 내며, 효과가 장기간 유지되므로 요요 현상에 대한 걱정을 덜 수 있다. 시술 시 통증이나 자극이 적고 마취나 입원을 하지 않아도 되므로 빠르게 군살이나 셀룰라이트를 제거하고 싶을 때 효과적이다.

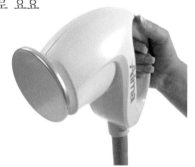

단 어떤 핸드피스를 이용해서 어느 정도의 깊이로 얼마나 강한 에너지를 전달할지는 의료진의 숙련도와 판단에 달려 있다. 따라서 튠바디 시술 경험이 풍부한 병원을 찾아 상담을 받고 시술을 진행해야 만족할 만한 결과를 얻을 수 있다.

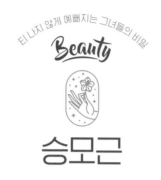

승모근

웨딩드레스 입으려는데…
팔뚝 살, 승모근 신경 쓰인다면?

코로나바이러스 때문에 미뤄 두었던 결혼식 준비를 다시 시작하는 예비 부부들이 많다. 그런데 실내생활이 길어지다 보니 자칫 방심해 몸매관리에 실패한 나머지 드레스가 맞지 않을까 봐 걱정스러운 마음이 들기도 한다.

드레스를 입을 때 상체 핏을 결정하는 부위는 바로 승모근과 팔뚝이다. 승모근이 솟아 있으면 어깨선이 부드럽지 않고 목이 짧아 보이기 때문에 둔탁한 인상을 주기 쉽다. 특히 스마트폰이나 PC 사용 시간이 긴 사람일수록 승모근이 뭉치기 쉬우므로 꾸준한 스트레칭과 마사지로 승모근을 풀어주어야 한다.

만약 승모근이 심하게 도드라져 있다면 승모근 보톡스를 고려해 볼 만하다. 승모근에 보톡스를 주입함으로써 근육을 축소해 한결 부드러운 어깨선을 만들어 주는 방법이다. 단 결혼식을 앞두고 최소 1개월 전에 시술을 받아야 효과를 볼 수 있으며, 반복해서 시술을 받으면 효과가 더 오래 지속한다는 점을 알아두면 좋다.

팔뚝에 군살과 셀룰라이트가 축적되었다면, 드레스를 입을 때 신경이 쓰일 수밖에 없다. 아무리 면사포로 가린다 하더라도 굵은 팔뚝을 완벽히 숨길 순 없기 때문이다. 팔뚝 살은 운동이나 식이요법만으로 단기간에 뺄 수 없으므로 골칫거리다.

단기간에 팔뚝 라인을 개선하고 싶다면 튠바디나 트루스컬프 ID 같은 고주파 시술에 대해 알아보는 것도 좋다. 지방세포만을 선택적으로 파괴해 지방 감소 효과를 볼 수 있다. 팔뚝 외에도 종아리, 옆구리, 허벅지 등에 시술 가능하며 통증이 적고 누워서 편하게 시술받을 수 있다는 게 장점이다.

단, 튠바디나 트루스컬프 ID는 개인의 지방량과 노화 정도에 따라 섬세한 시술이 이루어져야 한다. 부위별로 지방의 특성과 피부 두께가 다르기 때문에 이러한 점을 고려해 맞춤형으로 시술해야 만족할 만한 효과를 얻을 수 있다.

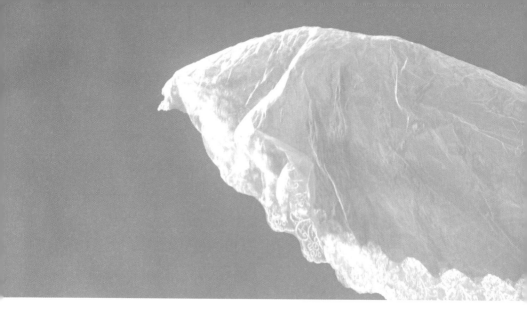

한 가지 시술보다는 복합시술이 훨씬 효과적인 것은 말할 나위가 없다. 트루스컬프 ID로 지방분해 효과를 증대시킨 후 튠바디로 림프순환과 지방분해 효과를 더욱 가중하는 방법으로 시너지 효과가 뛰어나다.

예쁜 '직각 어깨' 만들기! 승모근 시술과 치료

승모근이 봉긋하게 솟은 어깨는 목을 더욱 짧아 보이게 만드는 주범이다. 이로 인해 최근에는 일명 '직각 어깨'라고 불리는 매끈한 어깨 라인이 크게 유행하면서 다양한 시술과 치료법들이 등장했다.

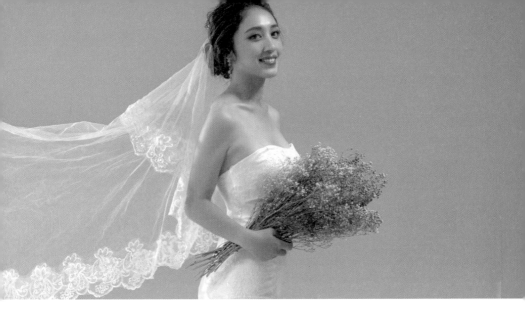

실제로 어깨의 승모근이 발달한 신체는 목이 짧고 두꺼워 보이며, 쇄골 라인이 잘 드러나지 않아 옷을 입었을 때 여성스러움이 반감 되는 단점이 있다. 따라서 자신에게 걸맞은 승모근 시술과 치료법 등을 통해 예쁜 직각 어깨 만들기에 도전해 볼 수 있다.

: 근육 발달을 막는 '승모근 보톡스'

승모근을 없애는 대표적인 시술 '보톡스'는 소량의 신경 독소를 신체 부위에 주입해 근육의 기능을 억제하는 원리이며, 근육을 일 시적으로 마비시켜 근육이 과도하게 발달하는 것을 방지한다.

보톡스의 유지 기간은 3개월~6개월 정도이며, 시술 후 한 달 이 내에 효과가 나타난다. 일회성 시술보다는 몇 달에 걸쳐 여러 번 시 술을 받아야 오랫동안 효과가 유지된다. 심미적 효과뿐만 아니라 목 뒷부분의 뭉침으로 통증을 호소하는 사람들에게 근육 이완치료 목적으로 사용되기도 한다.

출혈이나 붓기가 거의 없으므로 빠른 일상생활 복귀가 가능한 장점도 있다. 그러나 시술 후 무거운 짐을 들거나 어깨 사용량을 줄여야 시술 효과를 볼 수 있어 주의사항을 잘 지키는 것이 중요하다.

: 근육통 완화에 도움, '승모근 도수치료'

승모근이 뭉치게 되면 목등뼈에 피로가 쌓이게 되고, 통증은 더욱 심해질 수밖에 없다. 이는 일자목, 거북목, 라운드 숄더 등 다른 질환으로도 이어질 확률이 매우 높다. 이처럼 목등뼈의 통증은 승모근과 어깨뿐만 아니라 목덜미, 허리까지 통증이 이어지기 때문에 치료를 받는 것이 좋다.

승모근 치료에 사용되는 방법으로는 도수치료, 체외충격파 치료, 주사치료 등이 있다. 그중 도수치료는 직접 손으로 수축하고 뭉친 근육을 풀어주면서 근막을 이완시켜 준다. 이는 삐뚤어진 척추 모양을 바로잡아 줌으로써 척추 교정 효과까지 볼 수 있다.

도수치료는 뭉쳐있는 근육의 상태를 정확히 파악하고 치료함으로써 근육의 뭉침을 어느 정도 완화할 수 있다. 하지만 보톡스와 마찬가지로 도수치료 역시 일회성 치료가 아닌 여러 차례 교정을 받아야 효과를 높일 수 있다

티 나지 않게 예뻐지는 그녀들의 비밀

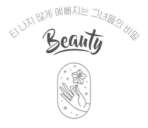

튼 살 & 흉터

지긋지긋한 '튼 살', 레이저로 치료 가능?

코로나바이러스 감염증 사태로 인해 해외와 같이 어디 멀리까지 나가진 못해도 가까운 곳에 바람이라도 쐬러 가고 싶을 때다.

예년보다 한층 더 뜨겁고 높은 기온에 옷차림도 가벼워지면서 피부가 신경이 쓰이는 사람들이 늘어나고 있다. 그 많은 고민 중 하나가 바로 '튼 살'이다. 튼 살은 쉽게 말하면 피부가 찢어져서 생긴 상처라고 할 수 있는데, 살이 갑자기 빠지거나 혹은 갑자기 살이 찐 임산부에게서 흔히 볼 수 있는 증상이다.

또한, 청소년기에 남성은 약 40%, 여성은 약 70%나 튼 살이 발생한다는 연구 결과도 있다. 남성은 엉덩이, 허리, 무릎 쪽에 여성은 엉덩이, 허벅지, 종아리 쪽에 더 잘 생긴다고 한다. 특히 이러한 튼 살은 한 번 생기면 쉽게 사라지지 않아 요즘 같은 노출이 잦아지는 시기에 그 고민은 커지기 마련이다.

튼 살 크림으로 치료하기엔 시간도 오래 걸리고 효과가 미미한 게 사실이다. 그렇다면 단기간 내 효과를 볼 수 있는 튼 살 치료법, 무엇이 있을까?

바로 '레이저'다.

튼 살은 레이저를 사용해 치료할 수 있다고 전해지지만, 아직 뚜렷한 치료 가이드 라인은 없는 게 전문의들의 지배적 의견이다. 여러 가지 방법이 시도되고 있지만 수학처럼 정확한 답변이 나와져 있는 게 아니라 주관식처럼 다양한 답이 있는 상황이다.

그럼에도 불구하고 튼 살에 가장 많이 사용되는 장비는 다음과 같다.

박피성 프락셀 레이저, 비박피성 프락셀 레이저, 엔디야그 레이저, 펄스다이 레이저, 엑시머 레이저, 프렉사 레이저, 마이크로니들 고주파 치료가 그것이다. 이들 각각의 레이저를 단독으로 사용하기

티 나지 않게 예뻐지는 그녀들의 비밀

도 하고, 2가지 이상의 레이저를 조합해 치료하기도 한다.

연구 결과에 따르면, 이 중 박피성, 비박피성 프락셀 레이저와 마이크로 니들 고주파 치료가 가장 효과적이라고 밝혀져 있다.

프락셀 레이저란 미국 FDA에서 여드름 흉터, 피부 개선, 수술 흉터, 기미 치료 및 잡티 개선으로 승인받은 레이저다. 마이크로니들 고주파 치료는 미세한 니들을 피부에 침투시켜 고주파를 전달해 자극을 주고 콜라겐과 엘라스틴의 재생을 유도하는 시술이다.

튼 살은 처음에는 붉은색이었다가 시간이 지나면서 점점 흰색으로 바뀌게 되는데, 이때 붉은색이나 흰색이냐에 따라 치료반응이 달라 치료방법도 달라진다. 붉은색 튼 살에는 비박피성 프락셀 레이저, 흰색 튼 살에는 프락셀 레이저와 엑시머 레이저, 마이크로니들 고주파 치료를 주로 사용하게 된다.

무엇보다 튼 살을 예방하기 위해선 애초에 튼 살이 생기지 않도록 미리미리 체중관리를 해주는 것이 가장 추천된다. 그런데 이미 튼 살이 생겼다면, 초기에 붉은색일 때 치료를 해주는 것이 기간과 효과 측면에서 가장 좋을 것이다.

이 큰 노력에도 불구하고 아직 이거다 할 만한 획기적인 시술은 나오지 않고 있는 현실이다. 튼 살은 벌어진 살과 다른 살은 그 어떤 치료를 하여도 다를 수밖에 없지만, 벌어진 틈을 조금이라도 줄여주는 것이 중요하다. 튼 살은 이미 죽은 조직이라 태닝을 하여도 튼 살 부분만 태닝이 되지 않는 것을 볼 수 있다. 따라서 재생을 시키면서 튼 살의 간격을 줄이는 시술을 인내를 가지고 꾸준히 해야 한다. 추후 좋아진 것을 확인하는 좋은 방법의 하나는 태닝을 해보는 것이다.

프렉사 레이저 외에도 에어젯으로 박리하여 콜라겐을 만들게 하여 재생하는 방법, 프렉사 레이저 시술로 튼 살의 간격을 좁히는 시술 등도 나름대로 좋은 결과를 가져오기도 한다. 시술 후에는 반드시 재생을 빨리 도와주는 재생 주사 등이 필수적이다.

무엇보다 인내가 요구되는 시술이므로 반드시 좋아지고 싶다는 의지만 있다면 만족에 가까운 결과를 얻을 수 있다고 말하고 싶다.

성형수술 후 생긴 '흉살'…
스트레스라면?

나도 예뻐질 수 있다'라는 설렘과 기대하고 결심한 성형수술, 그러나 결과가 만족스럽지 못하면 심적인 고통과 어마어마한 스트레스를 가져다주는 예도 있었다.

티 나지 않게 예뻐지는 그녀들의 비밀

이는 비단 수술 후 변한 내 얼굴이 마음에 안 들 수도 있고, 염증과 같은 부작용 문제도 있을 수 있겠지만, 또 한 가지 꼽자면 바로 '흉살'이다. 수술 후에 피부나 피부밑 피하조직이 회복되는 단계에서 본래 생각한 대로 회복되지 않는 경우다.

흉살은 '흉터의 성숙(Scar Maturation)' 혹은 '흉터 조직(Scar Tissue)'이라고 볼 수 있으며 흔히 피부과 시술이나 성형수술 등을 통해 미세순환에 장애가 생겨 지방이 뭉치거나, 노폐물 축적으로 새로운 피부 지방 조직이 생성되는 것을 말한다. 또한, 섬유질이 과도하게 형성되어 피부조직이 변성되어 딱딱하게 석회화되기도 한다.

이 같은 흉살이 자리 잡는 데에는 약 6개월에서 최대 1년 정도가 걸리며, 이 기간 안에는 수술 부위를 손으로 만져봤을 때 딱딱하게 만져지고 시간이 지나면서 부드럽게 변화한다. 이는 회복 과정이라 해도 무방하다.

하지만 일부의 경우 피부조직이 울퉁불퉁해지거나 무엇이 만져지는 느낌, 부은 증상이 나타날 때도 있는데, 뭔가 회복이 덜 된 느낌이 드는 데다 시간이 지나면 좋아질 수 있는 건지도 몰라 걱정이 태산인 경우가 발생하게 되는 것이다.

다양한 성형수술이나 시술 후 불편함을 호소하며 다시 병원을 찾아가기도 하지만, 무작정 좋아지길 기다리거나 무분별한 흉살 제거를 위한 재수술을 진행하는 때도 있다. 그러나 이는 증상이 더욱 심해질 수도 있고 오히려 수술 전보다 못한 결과가 나올 수 있어 안전성을 충분히 따져본 후에 신중하게 결정해야 한다.

흉살은 외관상 미적인 부작용뿐만 아니라 심각할 경우, 대인기피증이나 우울증까지 생길 수 있는 문제이다. 그러므로 흉살을 인지한 시점에 바로 전문적인 치료 기관에서 흉살을 제거하고 완화하는 치료를 받아야 한다.

흉살 치료도 다른 수술과 마찬가지로 개개인의 질환 단계에 따라 맞춤형 치료를 받는 것이 좋은데, 흉살 부위를 비롯해 그 주변 조직의 재생까지 고려한 근본적 치료에 중점을 둬야 한다. 나아가 부작용이 적고 절개나 수술 없이 치료가 이뤄지는 것도 좋은 방법일 수 있다.

수술 후 남은 '켈로이드 흉터', 어떻게 치료하나?

켈로이드 흉터는 쉽게 사라지지 않고 지속적인 통증을 유발한다.

미용상의 수술이나 외과 수술 후에 켈로이드 흉터가 깊게 남아 고통을 호소하는 경우가 많은데, 이는 어깨나 얼굴 등 피부의 평평

티 나지 않게 예뻐지는 그녀들의 비밀

한 부위에 잘 생기는 특징이 있다.

켈로이드는 상처가 아무는 과정에서 섬유조직이 과도하게 형성돼 흉터가 커지고 붉은색으로 변하게 된다. 또한, 매끄러운 표면을 가지고 불규칙한 모양으로 튀어나와 있으며, 시간이 지나면서 크기가 커지거나 갈색으로 변하는 경우도 많다. 이러한 과정에서 상처가 더욱 딱딱해지고 가려움증이나 통증을 유발하기 때문에 지속적인 치료가 필요하다.

켈로이드는 얼굴이나 어깨, 앞가슴, 배, 팔 등의 부위에 잘 생기며 BCG를 접종한 자국처럼 부풀어 오른 상태가 대표적이다. 외상의 직접적인 원인으로 발생하기도 하며, 유전적인 체질 관계로도 흉터가 남을 수 있다. 이처럼 켈로이드 흉터는 외관상 좋지 않고 흉터가 더욱 심해질 수 있어 빠른 치료가 요구된다.

먼저 켈로이드 흉터 치료는 '주사 요법'이 대표적이다. 스테로이드를 흉터 내에 주사하는 방법으로 염증과 흉터 조직의 섬유화를 억제하는 효과가 있다. 가려움증과 통증이 빠르게 줄어들지만, 흉터 부위에 주사를 맞을 때 통증이 있는 편이다.

레이저를 통해 켈로이드 흉터를 치료하는 '레이저 요법'은 흉터의 붉은 색소를 치료하고 재발을 방지하는 시술이다. 에너지를 흉터에 집중시켜 흉터를 미세하게 태워서 제거하고, 원하는 깊이만큼 파괴할 수 있어 흉터의 볼륨감을 줄여주는 데 효과적이다.

또한, 재생 레이저 치료의 경우 흉터의 미세한 홀을 만들고 콜라
겐 합성을 유도하는 물질을 바름으로써 전반적인 피부재생을 돕고
치유하는 효과가 있다.

수술로 인한 흉터 중에 보이지는 않지만 엄청난 스트레스를 받는
것은 제왕절개 수술 후 흉터일 것이다. 사람마다 개인차인 있지만,
생각보다 효과적인 치료가 거의 없다. 그래도 플라즈마를 이용한
프렉사 레이저로 흉살을 제거하고, 재생 시술과 재생 주사를 꾸준
히 병행하면, 필자의 경우는 한 달에 1cm 정도 소멸하는 느낌을 받
았다. 의외로 환자는 만족하지만, 튼 살 못지않게 오래 걸려 인내심
을 발휘해야 하는 시술 중 하나임이 틀림없다.

티 나지 않게 예뻐지는 그녀들의 비밀

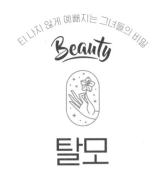

탈모

한 움큼씩 빠지는 머리카락,
혹시 나도 여성 탈모 아닐까?

풍성하고 찰랑거리는 긴 머리카락은 대개 여성스러움을 나타낸다. 그러나 머리를 감다가 머리카락이 빠지는 당황스러운 경험을 한 분들이 있을 것이다. 그러면 "혹시 내가 탈모가 아닐까?"하고 걱정하게 된다. 예상치 않게 탈모가 발생하면 불안하면서도 다른 사람들에게 털어놓기 쉽지 않다. 여성 탈모는 남성 탈모와 무엇이 다를까?

정확한 통계가 아직 보고되지 않은 여성 탈모. 대략 50세 이상의 여성 약 50%에게 탈모가 관찰되는 것으로 알려져 있다. 최근에는 여성 탈모가 발생하는 비율도 증가하고 연령대도 낮아지는 추세다.

기본적인 원인은 유전적 요인과 남성 호르몬의 영향이다. 지방질 위주의 서양식 음식은 탈모를 악화시키고 대기오염이나 수질오염과 같은 환경오염에도 영향을 줄 수 있다. 스트레스 및 과도한 음주나 흡연도 머리카락의 건강에 악영향을 미친다. 세정력이 강한 샴푸와 잦은 염색 및 파마는 머리카락의 손상과 두피의 자극을 촉진한다.

여성 탈모의 특징은 수년간 서서히 진행한다는 점이다. 점점 머리카락 힘이 없어지고 가늘어져서 숱이 줄고 정수리가 휑한 느낌이 들거나 머리 감은 후 주저앉는 느낌이 든다면 탈모일 가능성이 크다.

여성은 남성보다 탈모 치료가 어려운 편이다. 탈모는 초기에 생활습관이나 약물치료로 관리하지 않으면 회복이 어렵다. 증상이 있을 때 초기에 바로 병원에 방문해 진료를 받는 것이 중요하다.

치료 약을 3개월 정도 사용하면 탈모 증상이 줄어든 것을 느낄 수 있고, 6개월 정도 사용하면 새로운 머리카락이 자라는 것을 알 수 있다. 1년이 지나면 눈에 두드러질 정도로 탈모 증상이 좋아진다. 그러나 치료를 중지하면 다시 원래대로 악화하므로 꾸준한 치료와 관리가 필요하다.

티 나지 않게 예뻐지는 그녀들의 비밀

줄기세포!
탈모 시술받기 전 알아두세요!

탈모 환자에겐 흑채나 가발보다 왠지 모르게 복잡하고 어렵게 느껴지는 '줄기세포'라는 단어.

요즘 피부과나 성형외과에서 흔히 찾아볼 수 있게 됐다. 줄기세포는 아직 완전히 분화되지 않은 미성숙 세포를 말하며, 조건이나 환경에 따라 특정한 조직이나 세포로 분화할 수 있다. 이러한 특성을 이용해 항노화 미용시술에 활용되곤 한다.

줄기세포의 재생 및 항노화 효과가 주목받으면서 동안 피부, 리프팅, 주름 개선에 관심이 많은 중장년층 여성들을 중심으로 줄기세포 시술이 활기를 띠고 있다. 많은 피부과와 성형외과가 줄기세포 키트를 사용하여 미용시술에 사용하고 있으며, 앞으로 평균수명이 연장됨에 따라 줄기세포를 이용한 항노화 시술을 원하는 고객도 늘어날 것으로 보인다.

그러나 줄기세포 시술이 아직 널리 대중화되지 않았고, 시술 경험이 풍부한 병원도 적어 선택에 어려움이 따르는 게 사실이다. 줄기세포는 고순도, 활성도가 높은 상태에서 목표 부위에 적절하게 주입해야 효과를 볼 수 있는데, 이러한 기술이 부족하다면 줄기세포 시술로 기대한 만큼의 효과를 보기 어렵다.

또한, 저급 브랜드일수록 실제 줄기세포 추출률과 생착률이 떨어져 효과 면에서 만족스럽지 못한 결과를 보여주기도 한다. 의사나 엔지니어의 미숙함으로 상한 세포가 주입되어 문제가 생기는 예도 있다. 이처럼 고도의 기술을 필요로 하는 섬세한 시술이기에 충분히 알아본 뒤에 병원을 선택하는 것이 중요하다.

줄기세포 치료는 피부의 항노화와 재생 촉진은 물론 탈모 치료, 유방확대 등 다양한 분야에 활용되고 있다. 앞으로 기술이 더욱 발전하고 양질의 줄기세포를 얻을 수 있게 되면 활용 분야가 더욱 늘어날 것으로 기대를 모은다.

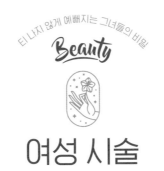

여성 시술

성감 회복 도움이 되는
시술은?

최근 성형 트렌드는 '간단하고 편리한 시술'이다. 같은 효과를 낼 수 있다면, 이왕 하는 거 칼을 대지 않는 시술을 선택한다.

이 같은 트렌드는 여성성형에도 적용된다.

한동안 '이쁜이수술' 등 질 축소 수술이 인기를 끌었지만 요즘에는 수술보다 필러, 질 타이트닝 등을 활용한 시술의 선호도가 부쩍 높아졌다. 여성성형을 주로 시행하던 수많은 병원이 트렌드를 따라 필러 시술법들을 선보이고 있다.

질 축소 수술은 말 그대로 넓어진 질 내부를 다시 좁혀주는 것이다. 여성의 질은 시간이 흐를수록 변할 수밖에 없다. 흔히 임신 · 출산을 겪는 과정에서 질 근육이 약해질 수 있는데 노화가 진행될수록 정도는 심해진다.

질 축소 수술은 주름을 잡아 접거나 조직을 절제해 질 내부를 젊을 때처럼 되돌리는 효과를 낸다. 보형물을 채워 내부를 좁히는 방식도 있다.

필러의 경우 인체에 해가 없는 물질을 주사해 내부를 채워 전반적인 질 내부를 타이트하게 조여준다. 최근 병원들은 체내에서 금방 분해되는 히알루론산보다 콜라겐 필러를 더욱 선호하는 추세이다.

다만, 효과 측면에서 질 필러 시술을 받더라도 성감 증진 효과는 기대보다 미미할 수도 있다는 점을 당부한다. 필러는 아무래도 자신의 조직이 아닌 만큼 '온기'를 제대로 전달하지 못한다는 이유에서이다.

성관계를 가질 때 남녀가 흥분하면 성기의 온도가 뜨거워지는데 필러를 넣은 부위는 상대적으로 미지근하다. 본인 스스로 크게 성감 개선 효과를 느끼지도 못하고 단순히 '상대방이 좋아하겠지'라는 생각만으로 그치게 되기도 한다.

'오프라벨 처방'이라는 점도 유념해야 한다. 오프라벨 처방은 불법이 아니라 의사가 의약품을 허가한 용도 이외에 다른 용도로 사용하는 행위를 말한다. 현재 대부분의 필러는 얼굴에 시행할 수 있도록 허가받은 상황이다.

그러므로 질 필러 시술은 성형전문인의 경험이 무엇보다 중요하다. 질 상태를 정확히 진단하고 상담을 통해 어느 정도의 효과를 얻을 수 있는지를 꼼꼼히 파악해야 한다. 안전성도 중요한 만큼 시술 후기를 통해 부작용을 확인하는 것도 한 방법이다.

필러의 경우 아무리 안전한 제제라도 과도하게 사용하면 피부가 괴사하는 등 부작용에 시달릴 수 있다. 이를 토대로 질 필러 시술을 결심했다면 시술 진행 과정과 사용되는 재료의 안전성 및 정품 여부, 사후관리 등을 꼼꼼하게 체크해야 한다.

G-spot 환상,
실제로 만들어 내는 '양귀비 수술'

섹스와 관련된 논쟁 중 대표적인 것이 '여성의 지스팟(G-spot)' 존재 여부다. G-spot을 자극하면 강렬한 오르가즘을 유발할 수 있다고 전해져 여성뿐 아니라 남성들도 궁금해하기도 한다.

G-spot은 1950년대 독일의 산부인과 의사이자 성 과학자인 그라펜베르그(Ernst Grafenberg)가 보고한 G-spot은 여성마다 다를 수 있지만 대부분 질 내부 약 1~2인치, 질 벽의 앞쪽에 있고 주위 조직보다 약간 튀어나왔거나 스펀지 느낌이 난다고 한다. 성을 풍요롭게 즐기고 싶은 사람들은 G-spot이 없다고 생각되면, 수술로 만들어내는 예도 있다.

양귀비 수술은 G-spot을 인위적으로 형성하는 수술이다. 남녀의 성감대를 극대화하기 위해 G-spot이 위치한 부위에 부드러운 실리콘을 삽입해 도톰하게 만드는 방식이다.

고대 중국에서는 황실의 시녀들이 황제의 시중을 들 때 긴 명주실에 구슬들을 끼워서 여성의 질 속에 넣은 후 성교 시에 끈을 조금씩 당겨 성감을 극대화했다. 이와 같은 질 내 G-spot 성형이 양귀비 수술이다.

우리나라에서 처음 양귀비 수술이 이뤄진 것은 1990년대에 들어서다. 유흥업소에 종사하는 한 여성의 요구 때문에 G-spot 부위를 시술했더니, 남편의 사랑을 되찾았다고 전해진다.

일부에서는 여성 불감증의 원인으로 심리적 요인을 제외한 나머

티 나지 않게 예뻐지는 그녀들의 비밀

지 90%는 질 내 음경 삽입 후 오르가즘을 느끼지 못하기 때문으로 본다. 삽입 후 오르가즘을 느끼지 못하는 것은 G-spot이 발달하지 못해 발생하는 것으로 양귀비 수술을 시행해 주면 마치 '폭발할 듯한' 강렬한 오르가즘을 느낄 수 있다.

하지만 누구에게나 적용되는 말은 아니다. 양귀비 수술의 효과는 분명 개인차가 있다. 오히려 수술 후 성관계 시 불쾌감을 느끼거나 통증을 호소하는 사람도 있다. 문제는 부작용이 발생했을 때 마땅한 치료법이 없다는 것이다. 선택은 고객들의 몫이다.

아프고 불편한 건 딱 질색인 사람들을 위한 질 레이저 시술도 있다. 아는 사람들도 상당히 있을 것이다. 비비브 레이저가 단연코 1위이다. 질 타이트닝 레이저로 허가를 당당히 받고, 받은 사람들은 효과에 상당히 만족하며, 효과는 약 2년 정도 지속한다. 다만 시술비용이 상당히 고가라는 점이 부담스럽기는 하다. 하지만 꼭 질 타이트닝뿐만 아니라, 굳이 성관계 향상을 위한 목적이 아닌 질의 탄력개선이나, 요실금 등에도 상당히 효과가 있고, 회음부가 건강해지는 느낌을 많이 받는다고 한다. 이는 시술을 받으신 분들의 소감이다.

맺는말

미용성형! 병원보다 의사를 선택하는 것이 가장 중요합니다!

　미용시술을 위해 병원을 선택할 때, 생각보다 많은 사람이 가격 경쟁력이나 할인 이벤트에 마음이 쏠리곤 한다. 혹은 유명한 병원, 광고를 통해 수술을 잘할 것이라고 근거 없는 믿음을 가지기도 한다.

　과도한 미용시술 후 만족하지 못하면 외모 콤플렉스를 갖게 되거나 큰 스트레스 요인이 되므로 쉽게 병원을 선택해서는 안 된다. 단순히 가격이 저렴해서, 유명한 병원이어서, 주변에서 추천해서 등의 이유로 병원을 선택한다면 후회할 수도 있다는 말이다.

　병원 선택 시 가장 먼저 눈여겨봐야 할 점은 가격이 아니라 집도의의 실력과 경험이다. 의사가 얼마나 많은 시술 경험을 가졌는지, 실력을 검증할 만한 경력을 살피는 것은 기본이다. 미리 홈페이지를 방문해 원장의 프로필을 살펴보고, 오랜 경력이 만들어 준 그 의사만의 노하우를 가졌는지 알아봐야 한다.

　시술 정보 사이트 등을 통해 먼저 시술을 받은 사람의 후기를 살펴보는 것도 도움이 된다. 물론 바이럴이나 홍보 콘텐츠를 가려내기는 어렵지만, 시술 경험이 얼마나 많은지는 충분히 가늠할 수 있다. 시술을 많이 해본 의사일수록 숙련도가 높은 것은 당연한 이치다.

미용시술을 할 때는 여러 곳을 방문해 비교를 해봐야 하며, 상담 실장이 아닌 의사와 직접 상담을 해야 한다. 상담하는 의사가 실제로 시술을 하는 의사와 같은지도 확인해 봐야 한다.

무엇보다 가격이 너무 저렴하다 싶으면 일단 의심해 보고 피하는 것이 좋다. 높은 효과로 시술을 잘한다고 소문이 난 병원이라면, 지나치게 가격을 할인할 필요가 없기 때문이다. 가격에 혹해서 경솔한 선택을 하기보다 신중하게 병원을 선택해야 시술 후 효과뿐만 아니라 만족도도 더 높을 것이다. 미용시술을 하는 것은 결국 병원이 아니라 의사임을 기억하자.

사실 질병이 아닌 미용을 위한 시술은 어떠한 도구로 어떤 의사가 누구에게 어떻게 시술하느냐에 따라 그 결과는 너무도 다양할 수밖에 없다는 것을 강조하고 싶다. 하지만 연장이 좋으면 좋은 작품을 만들 수 있듯이, 날이 갈수록 발전해 가는 레이저 의료기기나 리프팅 의료기기 등 의료장비의 눈부신 발전으로 인해, 미용성형은 더욱더 좋은 결과를 만들어 내고 있는 것 또한 사실이다. 환자들은 의사를 잘 만나야 하고, 의사는 환자를 잘 만나야 함은 더 말할 필요도 없다.

티 나지 않게 예뻐지는 그녀들의 비밀

초판 1쇄 발행 2021. 5. 7.

지은이 서경희
펴낸이 김병호
편집진행 김수현 | **디자인** 정지영, 양헌경
마케팅 민호 | **경영지원** 송세영

펴낸곳 주식회사 바른북스
등록 2019년 4월 3일 제2019-000040호
주소 서울시 성동구 연무장5길 9-16, 301호 (성수동2가, 블루스톤타워)
대표전화 070-7857-9719 **경영지원** 02-3409-9719 **팩스** 070-7610-9820
이메일 barunbooks21@naver.com **원고투고** barunbooks21@naver.com
홈페이지 www.barunbooks.com **공식 블로그** blog.naver.com/barunbooks7
공식 포스트 post.naver.com/barunbooks7 **페이스북** facebook.com/barunbooks7

바른북스는 여러분의 다양한 아이디어와 원고 투고를 설레는 마음으로 기다리고 있습니다.